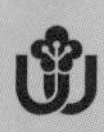

花千樹

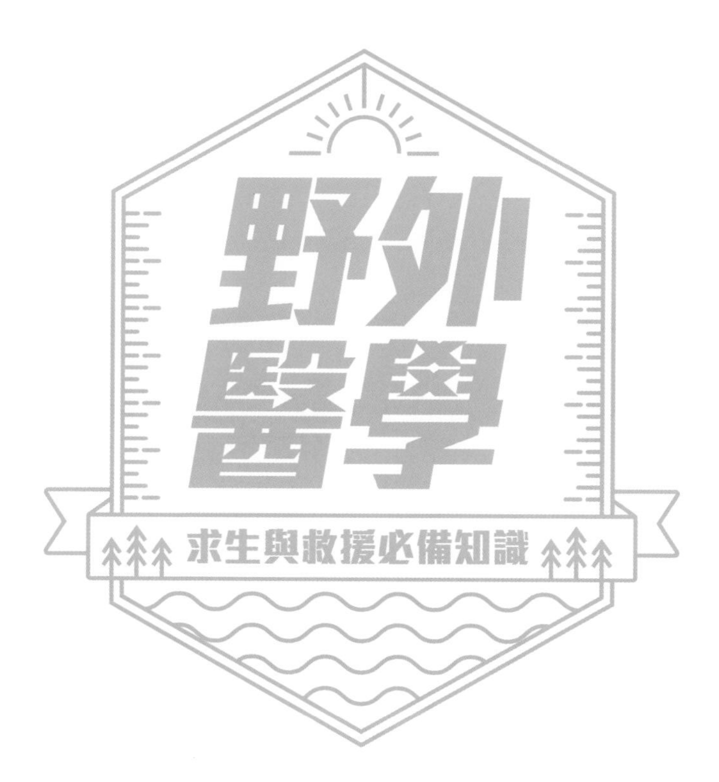

蕭粵中醫生 著

目錄

第七章
與動植物有關的受傷

第八章
野外創傷

第九章
野外傳染病

第十章
野外內科問題

推薦序

傳統運動對於一些富於挑戰難度和嚮往新鮮事物的運動員來說，可能是比較枯燥的。一些非傳統，而可能帶有冒險性的戶外體育活動反而能夠吸引一些勇於挑戰和冒險的另類運動員。因應這些特別的需求，一種快速發展而且相對新的專科醫學——野外醫學，亦隨之而產生。它涵蓋了廣泛的主題，並特別關注在偏遠地區或惡劣環境中出現的醫療問題。除了一般和特定的急救醫療，它還側重於預防、傷者分類、創傷和疾病的緊急處理，以及緊急疏散和轉送。

蕭醫生是一名經驗豐富的急診醫師，對各種體育活動、航空醫療轉運和緊急救援特別感興趣。他整合個人專業知識和經驗，簡化之後出版此非常實用的手冊。對於那些參加遠足、野外或鄉村探索活動的人來說，這將是不可多得，簡單而實用的天書。

劉楚釗醫生

香港急症科醫學院院長（2005–2011）

推薦序

行山是香港人最喜歡的野外活動。行山固然是賞心樂事，不過郊野間也會隱伏危機。每年秋天，香港的山徑上都擠滿了人，為的是準備一年一度的麥理浩徑毅行者慈善比賽。這當然也是醫院急症室接收受傷山友的「旺季」，每逢假日都有不少直升機送來的行山人士。例如，被蜜蜂群追螫的山友，除了滿頭包包外，嚴重的甚至會引起過敏性休克。又例如被毒蛇咬傷，雖然並不常見，也可以是非常嚴重的。天氣情況的驟變，是另一種挑戰，特別是炎熱的夏季，行山人士中暑甚至昏迷的嚴重情況，也不罕見。為免樂極生悲，山友應該一早作出準備。

喜歡野外活動的香港人，不會僅僅滿足於香港的好山好水，不少人都會進軍海外挑戰自己。香港的高山不多，很多人會遠征尼泊爾，甚至要攻上珠峰。高原反應，因人而異，高山症可以引致腦水腫和肺水腫等，處理不善隨時可以致命。喜歡水上活動的人士，也會結隊到海外潛水，享受與魚同游的快樂，但潛水除了有可能溺水外，也會有潛水病的風險，輕則骨痛，嚴重的亦會致命。人在海外，遇上了醫療事故，情況更為棘手。特別是在通訊不發達的地方，上網找資料或求援可能不容易，最好有一書在手作為參考。這一類書籍，坊間一直未見，蕭粵中醫生的新書可説是填補了這方面的一個重要空缺。

野外醫學，簡單來説就是利用醫學知識，處理在野外可能發生的種種醫學問題。野外的環境，沒有醫院的天時地利人和，如何能就地取材及時提供急救，實在是很大的挑戰。關於這方面的醫學知識，近年才較受到重視。急症科專科醫生，站在醫療的第一線，常常是接收這些野外受傷傷者的主診醫生。因此，野外醫學亦順理成章成為急症專科的一個焦點。急症科的醫生除了守住急症室之外，也會跑到野外運動的現場，協助醫治傷者。本港大大小小的野外活動，例如一年一度的麥理浩徑毅行者盛事，都會有不少急症科的同事參與其中，治理傷者。因此，急症科的醫生除了掌握了醫學的理論，還有不少現場的實戰經驗。本書作者蕭粵中醫生，不僅是資深的急症科專科醫生，也是山友和馬拉松跑手，亦曾經擔任飛行醫生，拯救在山野受傷的行山人士。本書是蕭醫生總結了多年臨床與在山野實踐的第一手經驗，全面介紹在山野間可能面對的種種醫學問題，提出適切和實際的應對方法。

「仁者樂山，智者樂水」，無論是仁者或智者，在享受山野之樂的同時，亦應做好一些安全的準備。因此，《野外醫學──求生與救援必備知識》這本書，喜歡野外活動的朋友，應該人手一部，有備無患。

黃岐醫生

自序

在急症科服務了超過四分一個世紀，從來沒想過自己會爬起格子來，雖然亦曾為報刊準備一些有關急症科的文章，但是要自己一個完成一本書確實一點也不容易。在今次偶然的機會可以跟花千樹出版社合作出版此書，實感榮幸。

很多人問我為何選擇「野外醫學」作為自己處女作的題目，不怕冷門了一點？香港這個彈丸之地，野外地方很多時候跟市區只是咫尺之間，在擁有優越的院前拯救及救護服務的香港，野外醫學可能未有用武之地。但是，從近年來我們舉辦的野外醫學課程反應來看，香港人對野外醫學的求知慾正不斷增加，加上香港剛巧發生了數宗野外有關的意外，驅使我拾起這個念頭把自己多年來的心得，加上其他志同道合的友好給予的專業意見，終於可以讓這書面世，跟大家分享討教。

最後，我謹向帶領我走進急症醫學生涯的前輩以及支持著我在這領域上走每一步的各位友好，特別是太太無私的奉獻及忍耐（尤其是她並不熱衷我感興趣的野外活動），我才會有今天的收穫，我亦期望這本《野外醫學──求生與救援必備知識》能夠為香港野外醫學的發展略盡一點綿力。

蕭粵中

二〇二〇年四月

第一章

什麼是野外醫學？

野外醫學的起源及發展

因戰爭而發展的野外醫學

野外醫學（wilderness medicine）真正的起源難以考證，有說是和戰爭有關——二十世紀初不少戰爭打鬥都是在城市以外的地方發生，受傷的士兵很多時候都要在野外接受治療，因而建立了一套相關的戰地創傷急救方法。及後，有關的知識漸漸應用在非軍事性的野外活動，皆因兩者有一個共通點，就是都需要在一個資源相對缺乏的野外環境下進行急救。

由急診醫學到野外醫學

美國可算是急診醫學（emergency medicine）的鼻祖，自二十世紀七十年代起已經開始發展，並不斷拓展不同的亞專科（subspecialty），包括災難醫學（disaster medicine）、臨床毒理學（clinical toxicology）及急診超聲波（emergency ultrasound）等。雖然野外醫學很多時候跟急診醫學扯上關係，但是野外醫學要到八十年代，適逢急診醫學在美國急速發展才開始得到認同，而野外醫學亦從急救的領域中，逐漸擴展及涵蓋其他範圍，例如野外創傷的預防及極端環境對身體的影響等。

1983年，三名美國加州醫生——肯尼斯・凱澤（Dr. Kenneth Kizer）、愛德華・吉荷（Dr. Edward Geehr）及保羅・奧爾巴赫

（Dr. Paul Auerbach）創立首個以野外醫學為發展目標的組織：野外醫學學會（Wilderness Medical Society）。這學會除了舉辦有關的訓練課程，如高級野外生命支援術（Advanced Wilderness Life Support, AWLS），教授如何預防及處理在野外可能出現的緊急情況外，更定時出版學術期刊：野外醫學期刊（*Journal of Wilderness Medicine*），分享最新實證的野外醫學。近年，野外醫學學會更根據過往研究的實證發出指引，範圍包括高山症、雷擊及脊椎創傷處理等，並將繼續在其他課題上發出指引。

二十世紀八十年代，彼得・哥特醫生（Dr. Peter Goth）亦在美國成立了國際野外醫學協會（Wilderness Medical Associates International），致力推廣野外醫學知識及技術訓練，提供不同程度的課程，由最基本的野外急救課程（Wilderness First Aid course），適合有救護經驗人士的野外急救員課程（Wilderness First Responder course）及野外緊急醫療助理課程（Wilderness Emergency Medical Technician course），以至給予專業人士的野外高級生命支援術（Wilderness Advanced Life Support, WALS）。近年，協會積極將課程推廣至全球，遠至比利時、巴西、日本及中國都有舉辦該會的課程。

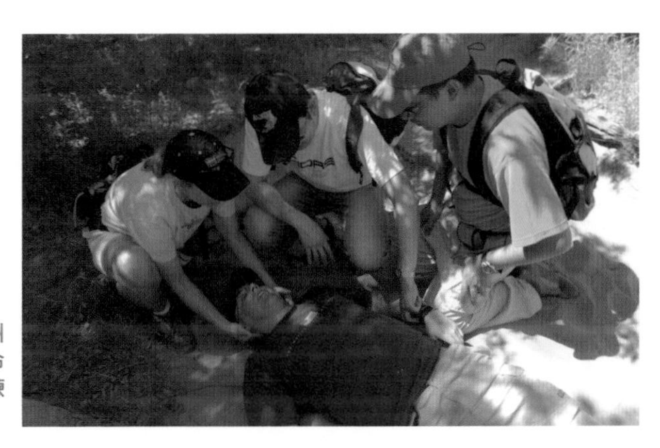

筆者 2006 年在美國猶他州 MOAB 參加高級野外生命支援術課程（AWLS），練習野外創傷評估。

現時，野外醫學已經不只是一門興趣性科目，它已發展成一門專科，美國亦成立了野外醫學學院（Academy of Wilderness Medicine），學員完成課程及經驗報告更能夠獲得學分（credit）。此學院提供的基本課程包括潛水醫學、熱帶及旅行醫學、高山醫學、拯救及撤離、衛生學、基本環境醫學和野外急症及創傷等，學員更要根據自己參與的野外活動按時提交經驗報告，累積足夠學分便可以成為野外醫學院院士。美國急症科醫學院（American College of Emergency Physicians）及急症醫學學術學會（Society of Academic Emergency Medicine）亦在其組織架構下成立野外醫學興趣小組，鼓勵有志向野外醫學發展的會員參與，期望將此亞專科發揚光大。

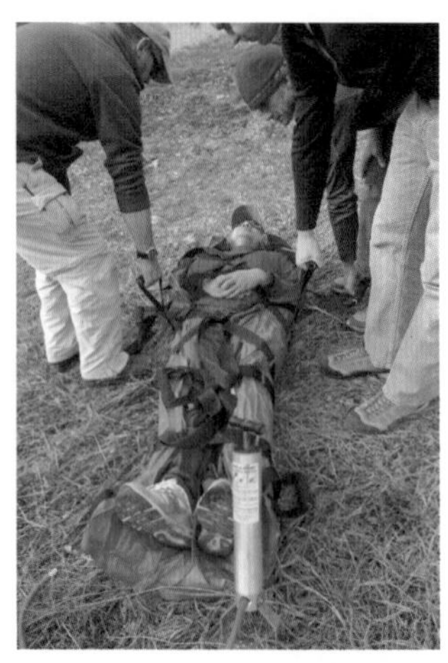

筆者2008年在美國華盛頓州Leavenworth參與野外高級生命支援術課程（WALS），體驗使用真空夾板。

發展上的限制

縱然野外醫學擁有不少潛在發展空間，但是在拓展的過程中，確實也遇上一些障礙，尤其野外醫學是一門較新的醫學專科。

首先，有興趣深入了解，甚至會花時間再進修野外醫學的醫護人員並不多。現今有興趣參與的醫生一般都已經接受其他專科訓練，而參與野外醫學的原因大多出於自己的興趣，希望將學術放在自己的興趣上，而純粹以野外醫學為自己唯一的專門知識實在罕見。只因此科目實在較為冷門，妨礙發展的步伐。雖然並沒有規定進修野外醫學的人士必須參與有關的野外活動，但是一般而言，沒有興趣參與野外活動的人都不會有意欲了解野外醫學。不過由於野外醫學不僅是一門醫學，亦包含了各種可以普及大眾的野外知識，所以吸引了不少有志之士。除醫生或護士外，其他會參與野外活動的人士也可以成為一分子，參與學習及研究野外醫學。

其次，在現今講求實證醫學的年代，野外醫學的科研亦不像在醫院內進行的那麼容易，能夠收集的個案及數據不多，研究的環境亦較難控制，影響獲得結果的有效性，往往在建立指引時只可以依賴一些認受性及廣泛性較低的研究或是專家意見。

展望將來

隨著越來越多人對野外活動感興趣，參與野外活動的人數不斷增加，野外活動的範圍亦趨廣闊。各種活動有獨特的需求及所面對的潛在危險都不同，在提高公眾人士對有關活動的認識及所需的準備外，我們更需要培訓多一些野外醫學的專才以應付活動的需要。在活動進行前給予專業意見，讓參加者能夠作出適當的準備，減低受傷及意外發生的機會。即使不幸遇上事故，亦可以在救援人員到達現場協助前，施行適切的急救，控制傷病者的情況，減低惡化的可能。

另外，野外醫學亦需要與時俱進，把通過科研實證的新技術及知識，實踐在各種野外活動上，提高有關的安全性。但是學術研究往往需要投放足夠的資源，這也有賴各方面的配合及參與，為將來野外醫學的拓展加添一份動力。

野外醫學的特點

野外醫學的範圍及領域

一般對野外醫學這門學科認識不深的人都誤以為野外醫學等同野外急救（wilderness first aid），即是在郊外地區發生意外或出現疾病時，為傷病者進行的急救處理；有人甚至將野外醫學跟院前醫學（prehospital medicine），即在傷病者到達醫院前的醫療處理混為一談，其實這些只是野外醫學的一部分。除了處理疾病或意外，野外醫學也包括預防疾病的措施，例如傳染病的預防措施及疫苗、飲用水的淨化等。野外醫學也可應用在一些極端的環境，了解極端環境對人體的影響及所需要的相對適應措施，如高山症，這不單可以在郊外出現，也可以發生在海拔較高的市區。此外野外環境變幻莫測，所以野外醫學也包括因天氣環境所引起的疾病或創傷的預防及處理，甚至流落在一些複雜地理環境的生存之道。總括而言，野外醫學所探討的課題除了在野外發生的健康問題，也包含了一些我們在日常生活不常遇上的特殊環境、動物或植物。這方面的醫學知識有時真的不容易單純從書本理論上三言兩語內完全理解，所以野外醫學亦需要不同程度的實踐。

野外醫學與平常醫學的分別

野外醫學是將醫療領域融入在一個截然不同的野外世界，一些日常在醫院內應用的醫學知識和技術都需要在野外環境作出適應和

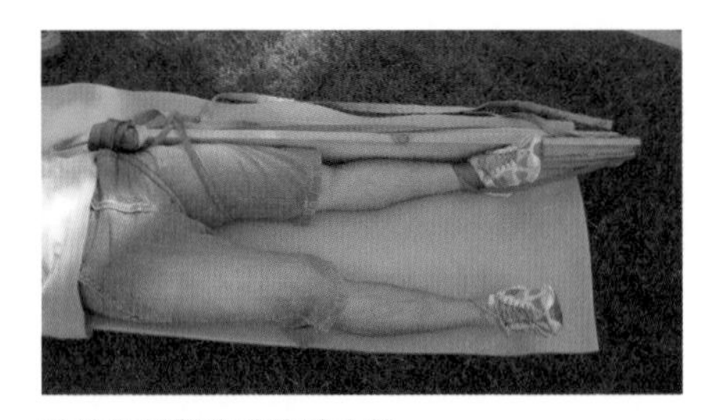

就地取材製作的臨時夾板

配合。在資源上，將整個急症室搬到野外是絕對不可能的，即使是最簡單的血壓也量度不來，需要改用其他檢查方法，例如用微血管回充時間（capillary refill time）來評估傷病者的血液循環狀態。醫護人員往往需要在資源不足、環境極端的情況下進行診斷及治療，有時候由於缺乏適合的醫療器材，要就地取材，利用身邊僅有的物品協助處理傷病者，例如利用行山杖作為臨時夾板固定骨折部位、利用密實袋製作臨時傷口沖洗器等等。

在野外處理傷病者的原則亦跟醫院不同，醫護人員不能採用一般在醫院慣常使用的處理方法，要按照當時擁有的資源，靈活地變通。尤其是傷病者身處的位置可能遠離醫療設施，不能即時送院，處理傷勢或疾病方法因而有異，例如在高地患上凍瘡，如果未能即時撤離，施救人員在現場替傷病者解凍後，在缺乏支援及設備下，傷病者可能有再凍傷的風險，令傷勢變得更惡劣，施救員可能需要決定暫時不要為患上凍瘡的傷病者進行現場解凍；如果同樣的情況在市區發生，就沒有這樣的限制，可以儘早進行解凍。在野外地方，資源、天氣、環境、時間都會影響治療的方案，而醫院卻較少受這些因素影響。

此外，由於野外醫學往往都應用在醫療設備缺乏的環境，高深的醫療技術，例如大型手術或生命支援儀器都不能派上用場，反而便利非醫護人員的一般人士學習野外醫學。即使在野外沒有醫護人員，也可以將基本的野外醫學知識及技術實踐，協助有需要人士，預防傷病，控制傷勢，及早進行適當的治療。

香港野外醫學的發展

長久以來，野外醫學在香港並不被認作為一門專科，甚至有人覺得它跟主流醫學拉不上關係，大家關注的只是在野外發生意外後如何進行即時的急救。香港早期的野外醫學內容亦以一般急救課程的參考為主，而本地也沒有專門為野外環境而設計的急救課程。直至十多年前，野外急救課程才開始出現，讓本地人士報讀，至於一些更專門的野外醫學科目，往往都要有興趣的人士自行找尋資料，再到外地相關的中心就讀。

香港野外拯救服務

在香港野外發生意外，如果能夠從陸路接觸及運送傷病者，一般都是由香港消防處及民眾安全服務隊負責救援，但是如果傷病者未能由陸路送往醫院，將會由政府飛行服務隊使用直升機運送。

民眾安全服務隊（Civil Aid Service），一般簡稱為民安隊，是隸屬香港特別行政區保安局的一個輔助紀律部隊，在香港出現緊急情況時協助正規紀律部隊，為香港市民服務。山嶺搜救中隊（Mountain Search and Rescue Company）為民安隊其中一個主要部隊，由攀山搶救中隊（Mountain Rescue Company）和山嶺搜索中隊（Mountain Search Company）於 2005 年合併而成，他們的主要職責是進行山嶺拯救及搜索在野外失蹤的人士。

香港消防處(Hong Kong Fire Services Department)的主要任務除了滅火、防火及緊急救護服務外,亦包括搜救在野外遇上意外或需要緊急醫療服務的人士,遇上有需要時,高角度拯救專隊(High Angle Rescue Team)及攀山拯救專隊(Mountain Search and Rescue Team)便會派往現場協助。這兩支專隊分別於2011年及2016年成立,攀山拯救專隊的主要任務是在山嶺現場迅速找出傷病者的位置,並制訂合適的拯救策略。遇上一些特殊危險地形,例如懸崖底下,高角度拯救專隊便可以利用繩索及一些專門裝備,將傷病者運送至安全的地方。

政府飛行服務隊(Government Flying Service)的前身為香港皇家輔助空軍,部隊擁有獵豹直升機、超級美洲豹直升機及挑戰者噴射機等。政府飛行服務隊平常的救援工作除了協助運送離島診所及長洲醫院的病人往香港市區外,也參與香港郊外地區及鄰近地區的空中搜救,尤其部分香港郊區的地方位置偏遠,從陸路進行救援需時,政府飛行服務隊便可以迅速從空中進行拯救。如果傷病者傷勢或病情嚴重,直升機可以直接將傷病者送往東區醫院天台的停機坪(目前香港只有東區醫院有停機坪),爭取搶救的每分每秒。現時逢星期五至星期一以及公眾假期,更會有「飛行醫生」及「飛行護士」駐守,在有需要的時候,他們會跟隨直升機前往肇事現場提供適時的急救。此計劃在2000年開始,由香港急症科醫學院(Hong Kong College of Emergency Medicine)跟政府飛行服務隊合作,培訓志願參加的醫護人員,為香港市民服務。有志成為飛行醫生者必須擁有高級心臟生命支援術(Advanced Cardiovascular Life Support)、兒童高級生命支援術(Pediatric Advanced Life Support)及高級創傷生命支援術(Advanced Trauma Life Support)等資格,而成為飛行護士則需要在過去五年內至少有三年內科或急症科經驗,擁有高級心臟生命支援術、兒童高級生命支援術、院前創傷生命支援術(Prehospital

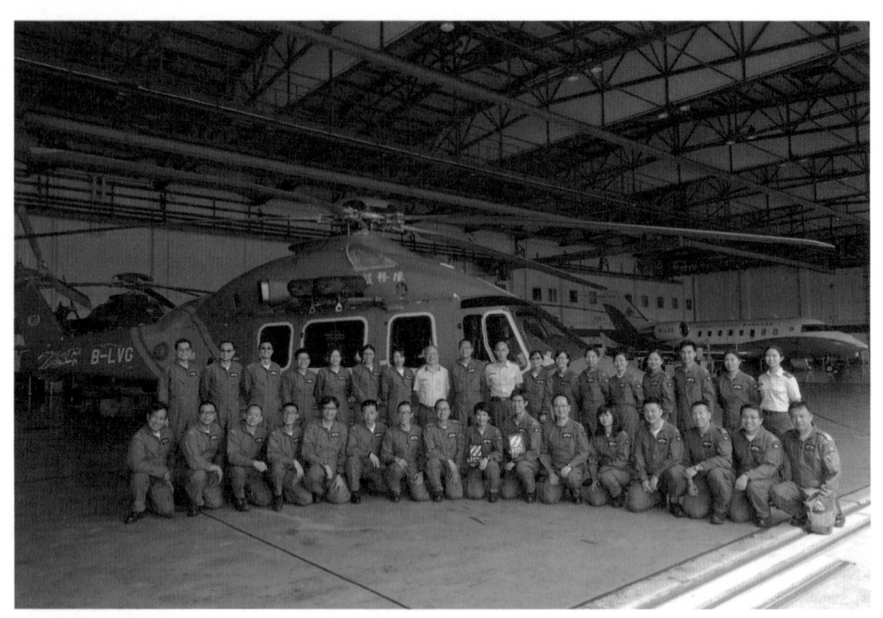

飛行醫生和飛行護士

Trauma Life Support）、創傷護理基礎課程（Trauma Nursing Core Course）或國際創傷生命支援術（International Trauma Life Support）等資格可獲優先考慮。

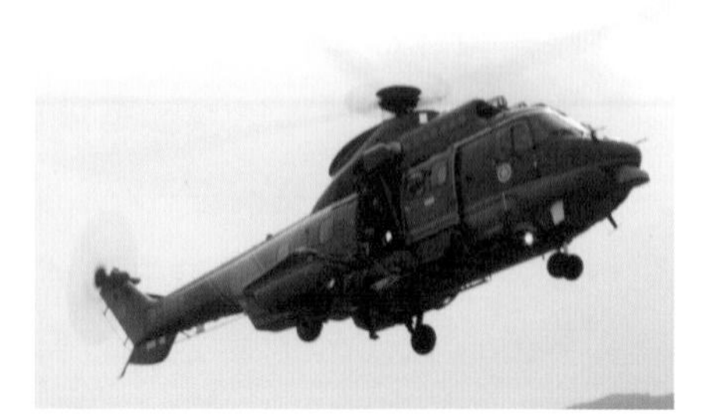

政府飛行服務隊的超級美洲豹直升機

利用直升機進行救援也有一定的限制，例如遇上惡劣天氣，直升機就不可能出發；有時由於地勢險要，直升機不能接近，只可以在附近的安全地方放下救援人員，讓他們再前往事故現場接觸傷病者。同樣地，如果情況不許可，直升機亦只能夠在醫院附近的停機坪降落，再由救護車轉送傷病者往醫院。

野外醫學在香港急症科的發展

香港急症醫學會（Hong Kong Society for Emergency Medicine and Surgery）在 1985 年成立，學會其中一個主要角色是提供及發展有關急症科的不同訓練，早期的訓練以成人及兒童復甦急救、氣道管理及創傷處理等為主。直到 1996 年，香港急症科醫學院成立才將急症科醫生的培訓工作轉交醫學院，各急症的亞專科亦如雨後春筍般迅速建立，包括急症超聲波、臨床毒理科及院前醫學等，而野外醫學也在這時候開始於急症科慢慢孕育發展，於 2006 年及 2008 年分別派遣急症科醫生前往美國參加高級野外生命支援術（AWLS）及野外高級生命支援術（WALS）課程，並借此把野外醫學課程改良為適合本地的野外醫學。更有急症科醫生自費前往外地參加高山醫學及潛水醫學，充實自己之餘亦可為野外醫學的發展作出貢獻。

香港急症科醫學院及香港急症醫學會自 2007 年開始不定期舉辦野外醫學工作坊，內容涵蓋基本野外醫學知識，以及特別課題，例如高山症、潛水意外及雷擊等，另外亦安排實習課，訓練學員在野外處理緊急的情況，例如創傷、蛇咬、中暑等。工作坊更曾邀請政府飛行服務隊，講解香港飛行救援狀況以及示範直升機拯救工作，令學員加深了解，每次工作坊都收到不少正面的回饋。香港急症科醫學院更藉著 2014 年在香港主辦的國際急症醫學會議（International Conference on Emergency Medicine），在會議前夕於長洲安排野外醫學工作坊，讓來自海外的與會者親身體會「香港特色」的野外醫學。香港急症科醫生亦不時與其他有興趣的團體合作，為其會員教授野外醫學知識。對野外急救有興趣但非醫護界的公眾人士，可以考慮參加由香港紅十字會舉辦的遠足急救工作坊或醫院管理局急症科訓練中心舉辦的野外急救課程，另外香港急症醫學會亦跟香港醫學組織聯會（Federation

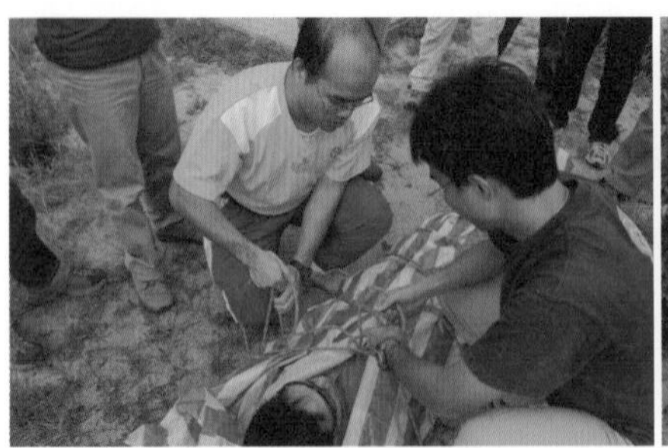
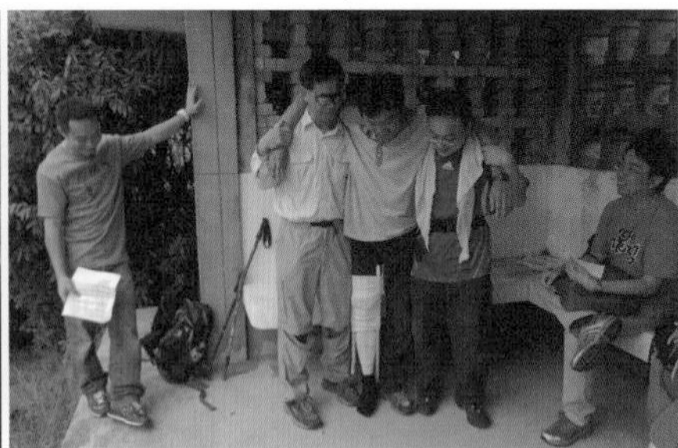

在南丫島舉行的香港野外醫學工作坊。

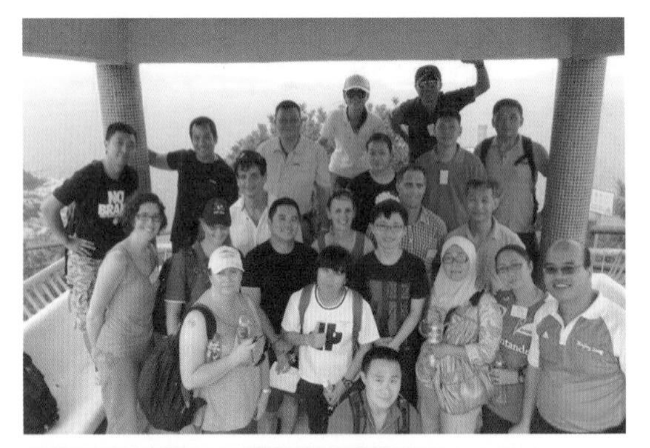

2014 年在香港舉行的國際急症醫學會議（ICEM）當中亦在長洲安排野外醫學工作坊，讓海外參加者體會本地的野外醫學。

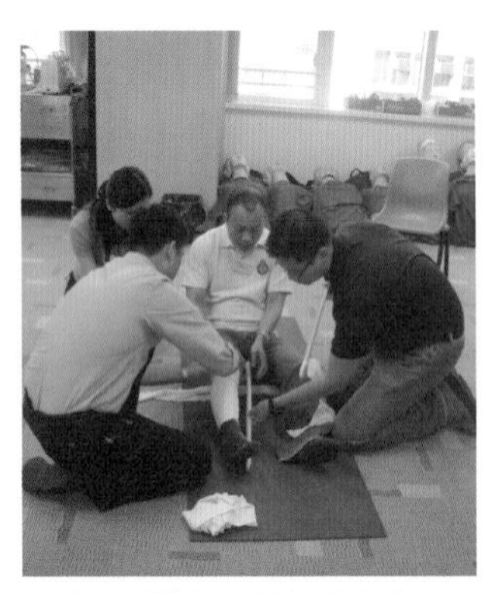

香港急症醫學會與救護學會（香港分會）合作為該會會員舉行野外醫學工作坊。

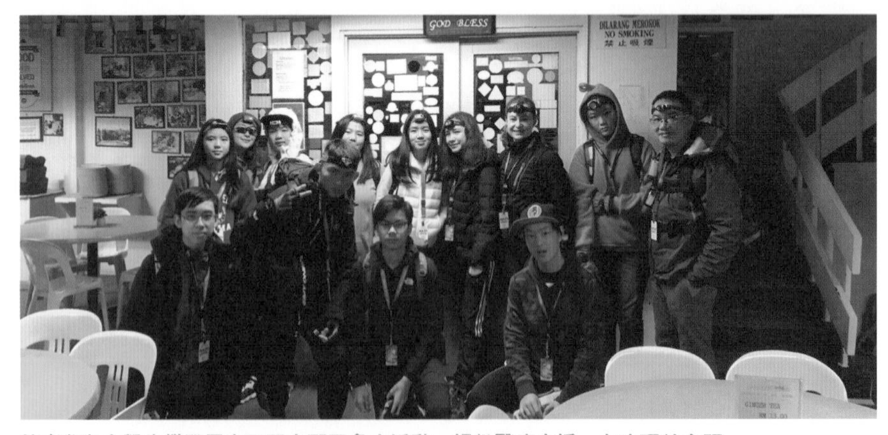

筆者參與中學生攀登馬來西亞京那巴魯山活動，提供醫療支援，在攻頂前合照。

of Medical Societies of Hong Kong）合作，不時舉行野外醫學證書課程，為對野外醫學有興趣的公眾人士，提供理論基礎。

另外，香港的急症科專科醫生也不時參與海外野外活動的醫療支援，例如仁愛堂極地之旅，支援學生前往北極、珠穆朗瑪峰、肯雅進行考察，筆者也曾參與中學生攀登馬來西亞京那巴魯山的活動，提供高山症的資訊及準備建議，並隨隊提供醫療支援。

野外醫學在香港的發展空間仍然很大，香港人參與野外活動日趨頻繁，種類及複雜性也較以往增加。除了一般創傷意外處理的野外急救外，香港實在需要野外醫學知識的人才。香港目前的野外醫學課程仍然不太多，期望不同領域的專業人士，包括醫生及急救員，可以按學員不同的程度及需要，設計不同課程及工作坊，對需要在前線進行野外拯救的醫護或輔助醫療人員，提供適當的野外醫學訓練，令傷病者在野外能夠及早接受適當的治療，推動香港的野外醫學發展和普及性。

第二章

野外生存之道

生存要素

很多東西在城市人眼裡，是十分平凡，可以說唾手可得，但是在野外發生事故時，它們往往是決定求生者能否克服惡劣環境，成功生存的重要元素，所以在策劃戶外活動時，這些重要的生存要素，絕對不能忽視。

一般而言，在野外求生，以水、食物及避難所為其中最重要的生存要素。如果遇上危難的時候，缺乏其中的生存要素，可以大大影響求生者最後的生存機會。

水

水是人類生存的最重要元素，人體大約有三分之二是水，所以不只是女人，男人也應該可以算是由水做的，事實上男性身體水分的百分比，甚至較女性還要高一點。我們每天從排汗、呼吸、排尿及排便中流失的水分大約為 1.6 公升，所以在正常情況下，一個人每天需要飲用八杯水；在酷熱的野外環境，流失的水分更可以大增。因此，在野外活動時需要按活動性質及天氣情況，補充足夠的水分，以維持身體的機能運作，否則有可能導致脫水。輕微脫水的傷病者會感到口渴、嘴唇乾裂、脈搏加快和疲倦；嚴重脫水的傷病者會出現血壓下降、神志不清和休克等症狀（表 2.1）。我們不要留待口渴時才開始喝水補充水分，因為這時代表我們已經失去一定分量的水，有輕微脫水的情況。較安全的方法是定時喝水，而在炎熱的戶外環境下，我們甚至需要每15分鐘飲用200毫升的水；更要留意小便的顏色：一般正常的小便顏色應該是透明，有時會因為帶有由膽汁分解而成的尿膽素（urobilin）而呈微黃，如果尿液是深黃色，代表尿液水分不足，尿膽素濃度很高，這表示身體的水分補充不足，有脫水現象（圖2.1）。

症狀	原因
嘴唇乾裂	唾液減少，未能滋潤嘴唇
脈搏加快	心跳加速以保持血壓正常，加快血液循環，維持身體機能運作
疲倦	血壓下降令血液循環減慢，身體的氧氣量減少
血壓下降	身體血流量減少
神志不清	腦部的血流量減少，腦部氧氣量減少，影響腦部運作
休克	身體血流量嚴重減少，器官接受到的氧氣量減少，影響正常運作
尿液呈深黃色	尿液水分不足，尿膽素濃度很高

表2.1 脫水的症狀及原因

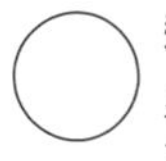
透明
身體有非常充足的水分

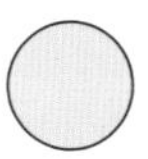
透明黃色
身體有充足的水分

淺黃色
正常，身體水分充足

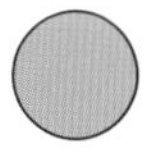
黃色
正常，但已有一段時間沒喝水或不斷流汗，需補充水分

深黃色
身體脫水，需立即補充水分

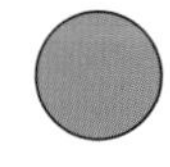
啡色
身體嚴重脫水，需立即補充水分。如補充水分後尿液仍呈啡色，需找醫生作檢查

圖2.1 尿液顏色與身體水分示意圖

有時候在野外尋找水源可能並不容易，令求生人士出現脫水情況，這可以帶來嚴重後果。我們在只有水但是沒有食物的情況下，仍

然可以生存三星期，但是如果沒有水，我們將不能生存超過三、四天。有關如何在野外潔淨水，詳見本章〈水淨化〉。

食物

我們必須通過進食來獲取能量，維持生命，食物中的成分亦以碳水化合物（carbohydrate）最為重要，身體最常吸收及使用的碳水化合物是葡萄糖（glucose）。在身體裡，葡萄糖結合氧氣在細胞內進行有氧呼吸（aerobic respiration），可以製造出二氧化碳、水及三磷酸腺苷（adenosine triphosphate, ATP），三磷酸腺苷為身體內能量的基本單位。當我們吸取葡萄糖後，身體細胞會把用剩的葡萄糖轉化為肝糖（glycogen），儲存在身體備用，當身體缺乏葡萄糖時，肝糖便會轉化為葡萄糖，提供能量。但是一般身體的肝糖儲存量只可以支持葡萄糖供應六至八小時，如果我們缺乏食物補充能量，肝糖也耗盡時，身體便需要燃燒脂肪來攝取能量，肝臟會利用脂肪製造酮體（ketone bodies），代替葡萄糖提供能量。如果體內的脂肪也耗盡，身體會從肌肉內的蛋白質分解出氨基酸（amino acid），燃燒以產生能量。如果未能恢復進食，身體各器官便慢慢出現衰竭，步向死亡。

野外地方，如熱帶雨林有不同種類的植物及果實可作充飢，但除非有足夠的知識，否則分辨植物及果實是否有毒十分困難。部分人會使用「普遍可食性測試」（universal edibility test）（表 2.2）來確定該植物是否可食用，但是此測試步驟繁複，十分耗時。此外，植物某一部分可食用的，並不代表其他部分也可以食用。一個人能安全食用某植物，並不代表其他人食用也不會出現問題，因為每個人的遺傳因素不同，身體內的酵素有可能不同。另外，為免自己未消化的食物跟試食的植物產生化學作用，影響結果的準確性，所以開始測試前八小時不要進食，而在選擇用來測試的植物時，也要留意該植物是否容易找尋，否則可能會浪費心機及時間做測試。野生的菇類大多有毒，在野外不要食用菇類。

步驟	內容
1	開始測試前 8 小時不要進食，但可進行以下 2-4 的步驟。
2	把植物分開為不同部分，例如花、果實、莖、葉及根等。每次只選擇植物的一個部分進行測試。
3	嗅一嗅有沒有難聞的氣味，如果有，找其他植物再試。
4	在禁食期間，把測試的植物部分接觸手肘或手腕內側 15 分鐘，留意皮膚有沒有出現反應，如紅疹、發癢或感到刺痛。
5	禁食 8 小時後，可開始測試。開始測試後，只可飲用清水及食用測試植物部分。
6	嘗試將測試植物的一小部分接觸外唇，留意有否灼熱或針刺的感覺。
7	3 分鐘後一切仍然正常，可以將測試的植物部分放在舌上 15 分鐘，留意有沒有不良反應。
8	如果沒有不良反應，可將測試的植物部分放在口內咀嚼 15 分鐘，但是不要吞下。
9	如果 15 分鐘內沒有不良反應，可以將測試的植物部分吞下。
10	觀察 8 小時，如果出現不適，嘗試飲用大量清水及嘔吐。8 小時後如果仍然沒有不適，增加分量至四分一茶杯再重複測試；8 小時後，仍然沒有不良反應，該植物部分應該是可食用的。

表 2.2　普遍可食性測試

另外，也可以捕捉野生動物來作食糧，但要考慮自己的能力及技能。使用陷阱捕捉動物是一個可行的方法，但是也要留意受困的動物可能會反抗而帶來危險。另外一個可以考慮的方法是利用樹枝或竹枝製成魚叉捕魚（圖 2.2 及 2.3）。

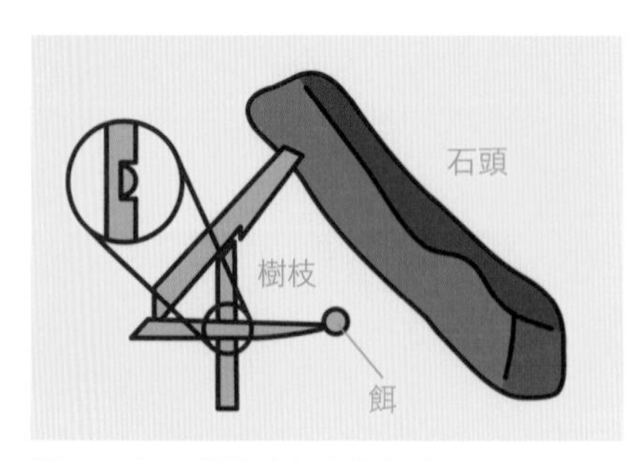

圖 2.2 簡易捕捉陸上動物陷阱

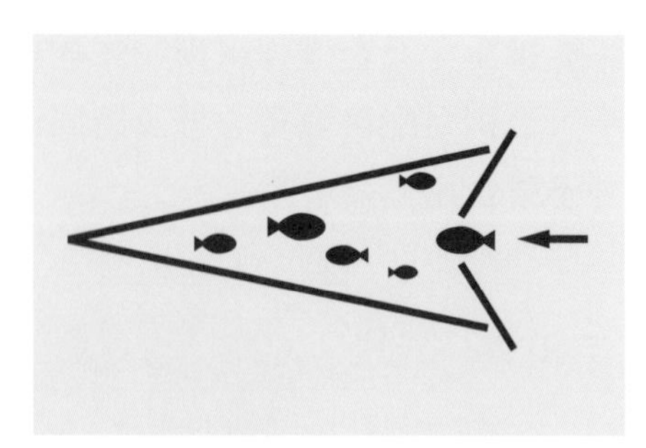

圖 2.3 簡易捕魚陷阱

避難所

一個合適的避難所能夠讓求生人士避免受到外來環境所帶來的威脅。在遇上猛烈的陽光，避難所可以減低因暴曬而引致中暑的機會；在狂風暴雨的情況下，避難所可以讓求生人士保持乾爽；在漫天風雪的天氣下，避難所也可以協助求生者保溫。除了保護求生者，避免受極端的天氣影響外，避難所給予求生人士一個穩定的環境用作休息，更可以阻擋野獸的騷擾。

避難所可以是天然或人工而成的，例如山洞便是天然避難所的一個好例子。求生人士也可以就地取材，建造避難所，例如在冰雪的地方建造冰屋，在熱帶森林內利用樹枝建造臨時避難所等，甚至可以使用攜帶的器材，建立帳篷來建立保護自己安全的地方。

水淨化

水是在野外求生的必要元素，瓶裝水一般都被視為清潔水的來源，但是在野外地方，資源有限，往往需要就地取材，利用現場的水源補充。但是野外的水源可能不潔淨及不衛生，帶有細菌、病毒、寄生蟲等，即使在流動的河流取水飲用，也不能完全消除受感染的可能性。雨水是在野外可信賴的水源，一般野外空氣質素較好，甚少機會受污染，所以從天落下來的雨應該是乾淨的，但這需要依靠運氣，等待雨水的來臨。同樣地，在野外晨早出現的露水也是極少機會受污染，所以收集露水也是一個可取的辦法，只是可收集的容量不會太多，所以有效的水淨化（water purification）方法能夠協助野外求生人士獲取安全而潔淨的水。

沸水法

把水煮沸來獲取潔淨的水是最安全的方法，水的沸點為攝氏 100 度，將水煮沸超過一分鐘已經可以殺掉絕大多數的細菌、病毒、寄生蟲及孢子。最重要是利用合適的容器，如露營用的煮食器皿，生火後再煮沸水，水冷卻後即可飲用。但是在潮濕的環境下生火，有時候也不容易。另外在高原地方生火沸水也需要注意，由於氣壓較低，水變成水蒸氣所需的能量較正常環境少，所以在海拔高的地方，水的沸點會低於攝氏 100 度，相應地需要煮沸久一點才飲用較為安全。

淨水劑

淨水劑的成分多數為可以殺掉細菌和病毒的碘（iodine）或氯（chlorine），也有些會使用錳酸鉀（potassium permanganate），俗稱灰錳氧。把淨水劑加入水內，等候大約 20 至 30 分鐘便可以飲用。使用淨水劑其中一個問題是水經處理後會出現異味，令水不易入口，錳酸鉀亦會令水變為淡粉紅色。另外，淨水劑的劑量需要配合淨水的容量，太少不能夠達到淨水效果，太多則對飲用者構成不良影響。

過濾法

過濾法原理是通過在器材內放置濾水物料，水必須穿過物料內的小孔才能排出，從而把水中的雜質移除。過濾的能力視乎物料大小及性質而決定，可以只用活性炭，或就地取材，利用小石、沙粒等製成的臨時濾水器（圖 2.4）。臨時濾水器一般只可以將水中肉眼可見的雜質清除，令水變得清澈，但是未必可以過濾細菌等微生物。市面上也有一些野外使用的攜帶性濾水器，有的以水泵形式，有的以吸管形式，如生命飲管（lifestraw），這類產品聲稱可以過濾絕大部分的細菌及寄生蟲。

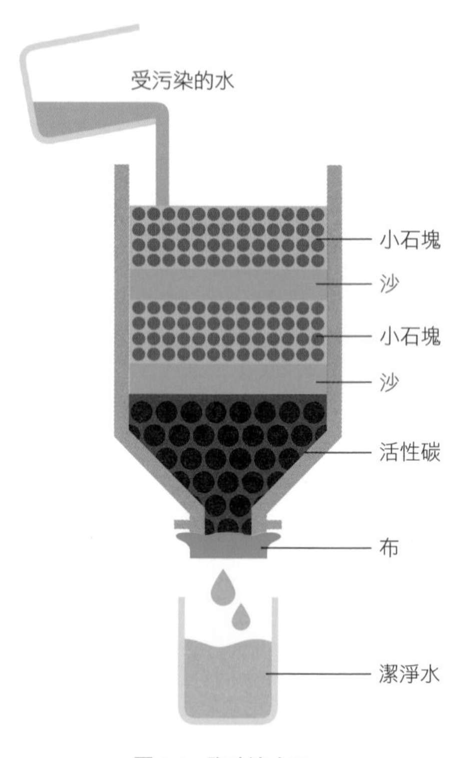

圖 2.4　臨時濾水器

紫外線法

這方法又叫SODIS（solar water disinfection），因為陽光中帶有紫外線，能夠消滅細菌，減低因不潔水源引起腸胃炎的風險，並且不需要任何化學物質協助，副作用也較少，是一種很便宜的淨水方法。準備消毒的水要儲存在透明玻璃或PET塑料瓶內，圍上反光紙，再放在陽光下。由於需要依賴陽光，所以較為耗時才能達到消毒效果，在足夠陽光下需要至少六小時，但是如果遇上陰天，所需時間更長。市面上亦有攜帶式紫外線淨水器，例如STERIPEN，有實驗研究使用STERIPEN消毒水達90秒，能夠消滅超過99.99%的細菌及99.57%的胞子。但是紫外線法只能產生消毒作用，沒法過濾水內的污染物及雜質，所以一般是用於沒有明顯雜質或經過濾後的水。

救助要點

現今通訊科技發達，利用流動電話程式及通訊網絡，即使在野外，我們仍然很容易確認自己的位置及尋找路線，甚至身處偏遠的地方，缺乏通訊網絡，也可以使用全球定位系統（GPS）找尋自己的位置，及使用衛星電話來尋求援助。但是一些在野外定位及辨別方向的基本技巧，以及如何求救的方法，在緊急情況下，仍然能夠發揮作用，協助我們逃離困境。

辨別方向

指南針是辨別方向時常用的工具，甚至很多手機都配備指南針應用程式，但是如果沒有指南針幫助，在野外便需要利用一些天文知識來協助辨別方向。

日間

在日間陽光充足時，可以透過觀察太陽的位置，利用太陽由東方升起，西方落下的特性來估計大概方向，但其實日出並不是在正東方，而日落亦不是在正西方，日出日落的位置因季節而有所不同，在北半球的夏季時，日出日落位置較偏北，冬季時則較偏南，如果想在不同的緯度也準確地利用太陽找尋方向，可以使用手錶法或棍影法。

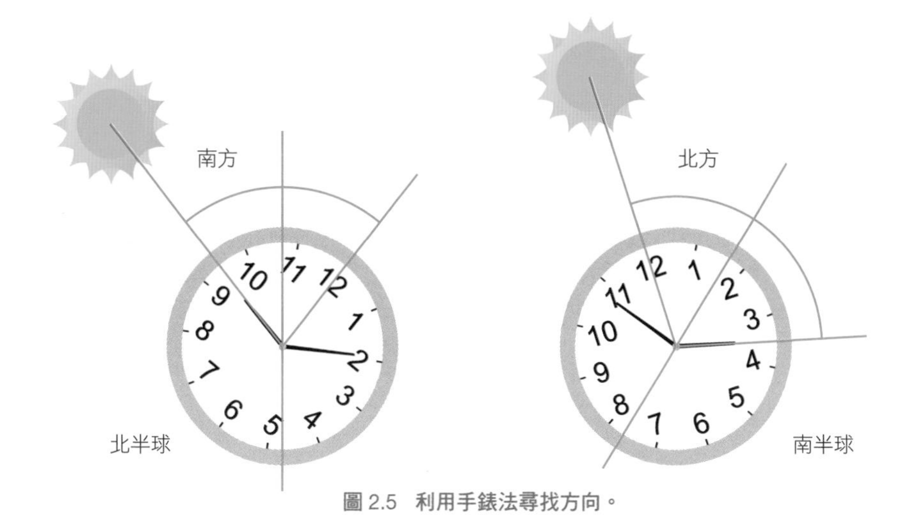

圖 2.5 利用手錶法尋找方向。

「手錶法」(圖 2.5）是借助太陽位置跟時間（鐘數）的關係，先找出東西線，再找尋南方，方法是利用指針手錶協助。當身處北半球時，平放手錶，並將時針指向太陽，在時針跟 12 點中間畫一條分割線，近太陽一方便是南方。如果身處南半球，平放手錶，並將 12 點位置指向太陽，12 點跟時針畫一條分割線，近太陽一方便是北方。

「棍影法」(圖 2.6）的基本原理跟「手錶法」差不多，利用太陽在天空上移動的路徑，先找尋東西線，再確認北方，方法是首先將一根樹枝垂直插在地上，跟著沿著樹枝的影子在地上畫線或放下石頭標記樹枝影子的頂端，大約 15 分鐘後，再沿影子畫線或放下另一塊石頭，將兩線的末端或兩塊石頭連線，站在這線上，背向樹枝，面向的就是北方。

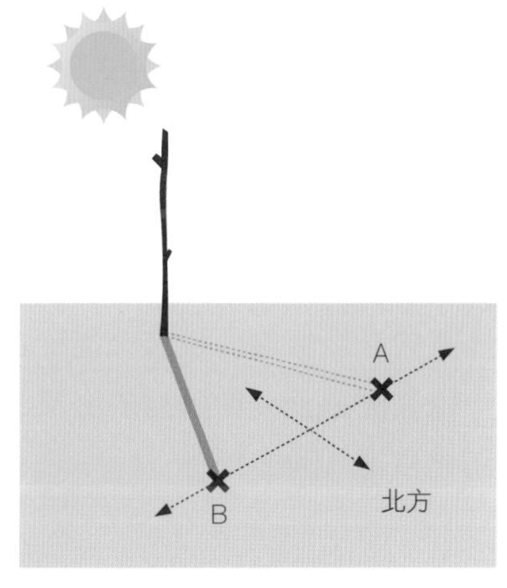

圖 2.6 利用棍影法來辨別方向。

如果遇上烏雲密佈的天氣，也可以透過觀察植物來輔助尋找方向，但是此方法的準確度較低，只能用作參考。在北半球的向南方較多光照，樹木向南的一面生長較快，形成向南一方的年輪會較寬闊，向北的則較狹窄。同樣地，苔蘚亦在向南一方生長得較為濃密及茂盛；如果身處南半球，一切皆相反。

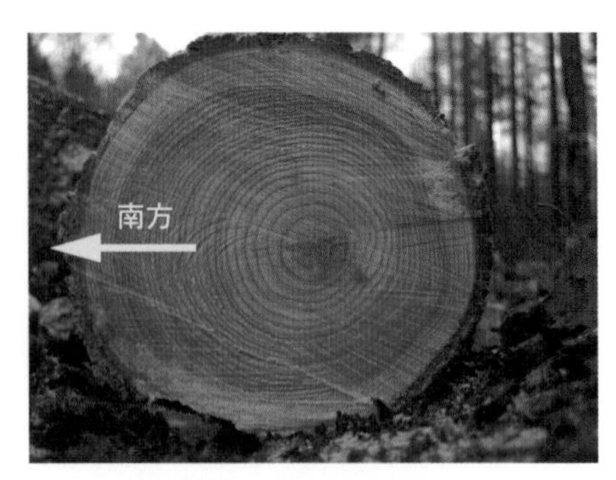

在北半球利用樹木年輪來估算方向。

夜間

如果身處北半球，而夜間天色明朗，我們可以嘗試找尋北極星（North Star）來辨別北方。北極星是小熊座（Ursa Minor）內的其中一員，由於北極星位於地球的自轉旋轉軸的北面上，所以它的位置永遠都會在天空的北方，在夜間所有的星宿都會圍著北極星轉動。找尋北極星可以利用北斗七星，即大熊座（Ursa Major）內其中七星協助（很多人都誤以為北斗七星在四季都是指向北方，但其實在不同季節看是不同的），由七星內的天璇指向天樞，由此方向伸延大約天璇至天樞五倍的距離，就可以找到北極星（圖 2.7）。

另外我們亦可以利用仙后座（Cassiopeia）中排列成 W 形的最光亮的五顆星協助找尋，從王良一畫一條直線往王良四，由閣道二畫一線往閣道三，從兩線的交叉點指向策，伸延約五倍的距離便可以找到北極星（圖 2.8）。

在南半球看不到北極星，而南天極附近亦沒有光亮的星星，但是我們仍然可以利用南十字座（Crux）來定位南天極的位置。南十字座是由四顆光亮的星星組成，南十字座的長軸由十字架一及十字架二組成，把長軸線延長約 4.5 倍，便是南天極（圖 2.9）。

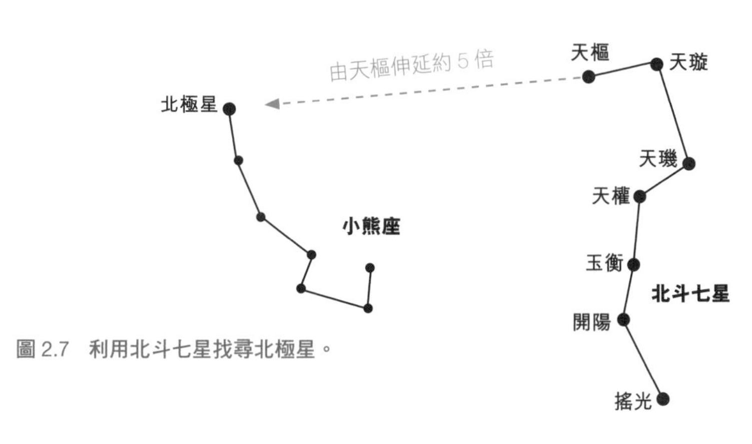

圖 2.7　利用北斗七星找尋北極星。

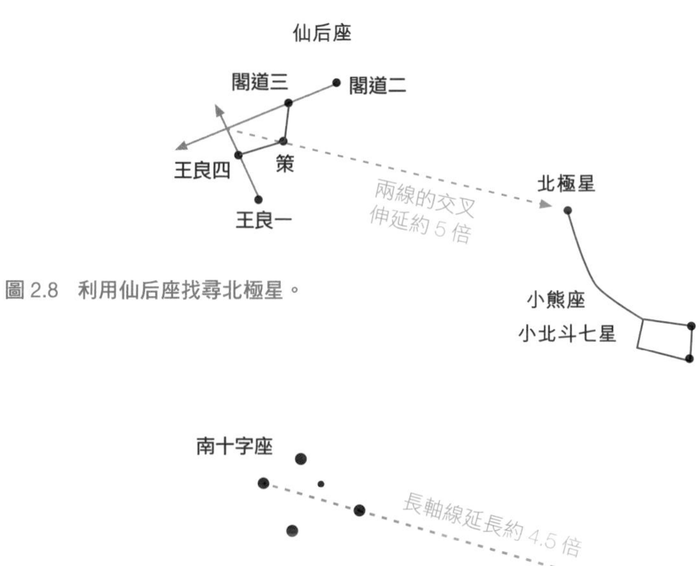

圖 2.8　利用仙后座找尋北極星。

圖 2.9　利用南十字座找尋南天極。

定位

香港郊外由漁農自然護理署管理的郊遊徑很多時候都會設置標距柱，上面皆有編號代表山徑的位置，例如麥理浩徑是M，衛奕信徑是W，而數目是代表所在地與郊遊徑起點的距離，每枝標距柱相距500米，例如M40代表麥理浩徑，位置距離麥理浩徑起步點20公里。如果遇上意外，在致電求救時可以向求助部門報告標距柱上的編號，方便拯救人員儘快確認你的位置。如果附近沒有標距柱，首先要確保自己身處的位置安全，避免停留在懸

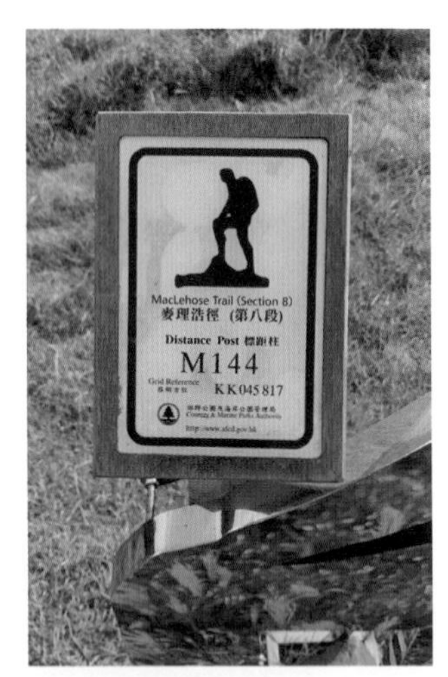

香港郊野公園的標距柱

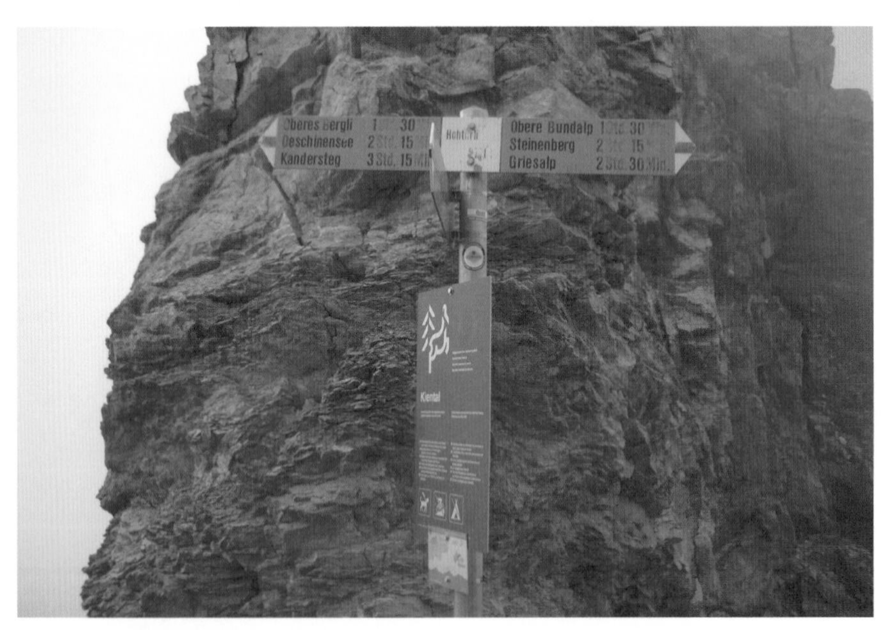

瑞士登山徑上的標誌桿

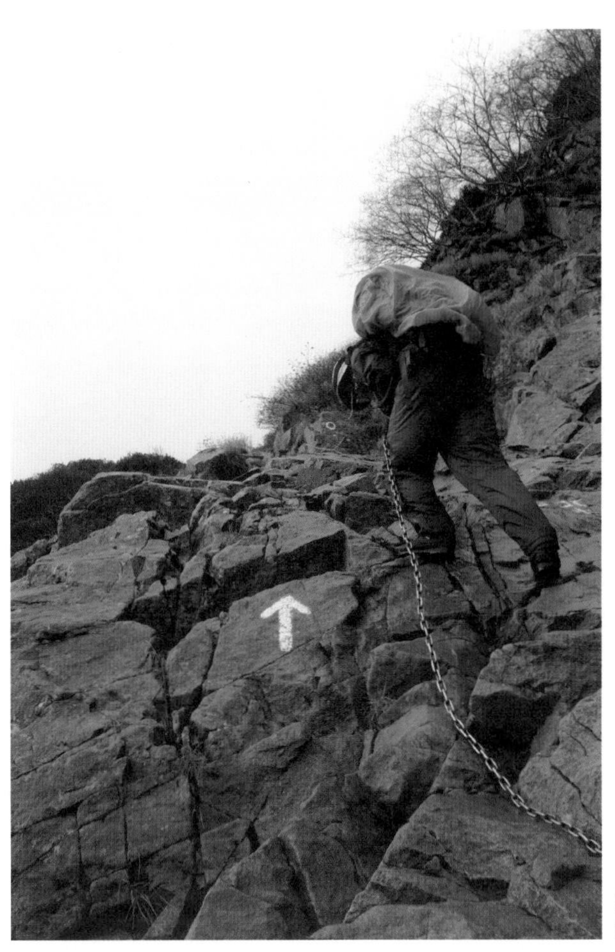

筆者在攀登日本奧穗山脈，沿途有箭嘴引路。

崖或急流旁，留意附近有沒有一些明顯易辨的地形或建築物，例如山頂、河流及雷達發射站等，向有關人員報告，方便他們估算你的可能位置，更要跟拯救隊伍保持聯絡，確保他們及早到達你的身處地。

海外的登山遠足徑通常不如香港有那麼多的標距柱，但是在不少熱門的行山徑，沿途在高處或分叉路口都有設置標誌桿，指示位置及附近地點的距離，甚至到達所需時間，供遠足人士參考。即使沒有

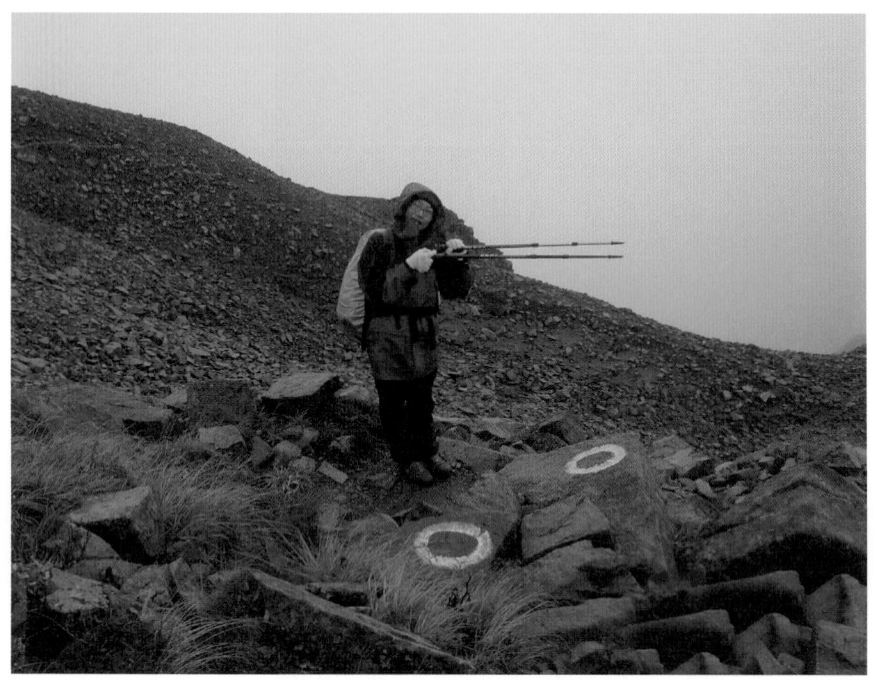

「O」代表可以前行。

標誌桿，山徑上一些符號，例如箭嘴，都可以提醒遠足人士應走的方向，但是也需要在行程前先了解該路段的一些特殊符號，例如日本登山徑上的「O」符號代表可以前進，「X」則表示此路不通，即使不幸迷路，也不致讓自己走往更危險地方。

求救方法

在香港的範圍內，流動電話網絡的滲透率非常高，很多郊外地方仍然可以接收到網絡訊號。而不論在香港或外地，即使身處偏僻的地方，流動電話網絡商未能提供服務，我們也可以通過其他可連接的網絡商來免費打出國際緊急求救電話「112」，連接就近的緊急求助電話中心尋求協助。

「SOS」被廣泛認為是國際求救訊號，其意思甚至被解作為「Save Our Ship」或「Save Our Soul」，但其實SOS是源自摩斯電碼中的三短音「S」，三長音「O」，即是所謂的三短、三長、三短的SOS訊號。除了通過電碼傳訊外，求救者也可以利用電筒發出燈號或利用哨子吹出求救訊號。

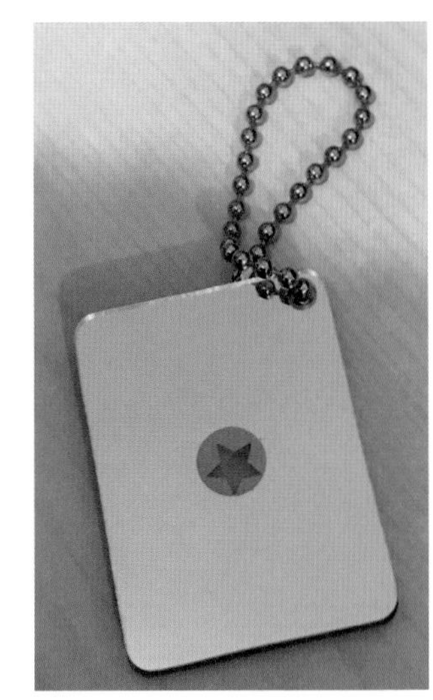

訊號鏡

在空曠的地方，求生者可以搜集石塊或樹枝，在地上砌成一個大型「X」，或建立營火或煙，讓搜救人員察覺。如果帶備訊號鏡（signal mirror），亦可以在陽光下使用訊號鏡望向目標物，例如飛機或船隻，通過鏡片來反射陽光引起注意。

第三章

野外急救

心肺復甦法

心臟循環系統（cardiovascular system）是人體其中一個最重要的系統，分為體循環（systemic circulation）及肺循環（pulmonary circulation）（圖3.1）。體循環把加氧後的血液由左心房（left atrium）運往左心室（left ventricle），再經由主動脈（aorta）、動脈及微絲血管送到全身各個器官輸送氧氣，然後缺氧的血液會經由微絲

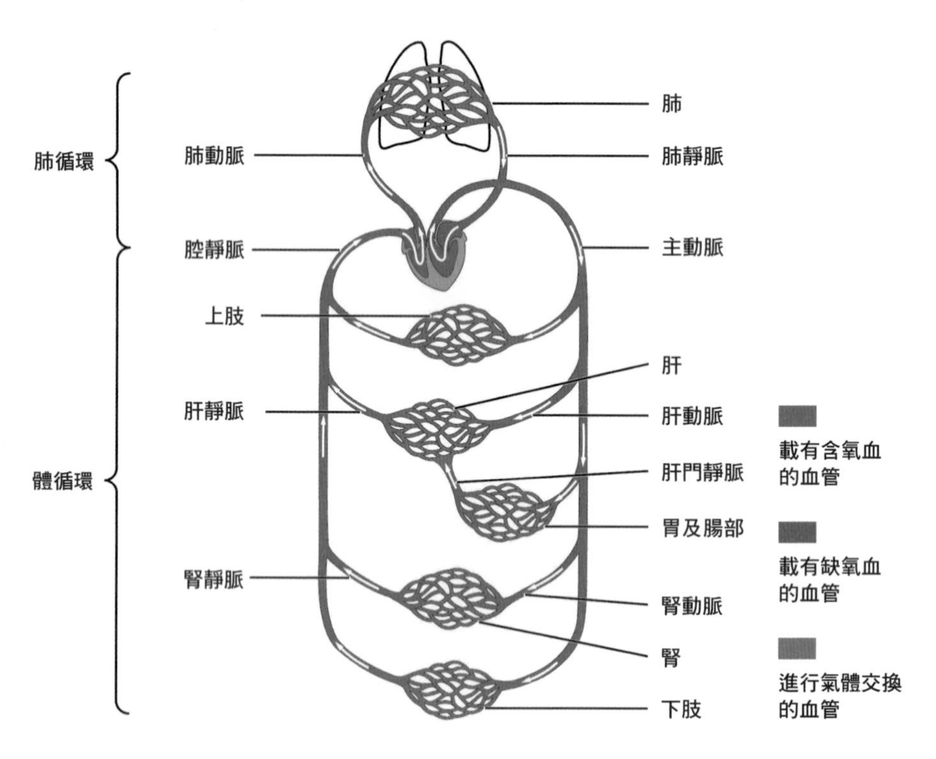

圖3.1 人體血液循環系統

血管、靜脈、上腔靜脈（superior vena cava）或下腔靜脈（inferior vena cava）運回心臟的右心房。肺循環將由右心房（right atrium）、右心室（right ventricle）輸出的缺氧血液，經由肺動脈（pulmonary artery），運往肺部進行氣體交換，氧氣由肺氣泡（alveoli）進入血液，而二氧化碳會由血液進入肺氣泡。加氧後的血液會經由肺靜脈（pulmonary vein）運回心臟的左心房。

當一個人心臟停頓，身體的血液循環便會停止，無法將氧氣供應給細胞。如果不能及時回復血液循環，細胞及器官便會因缺氧而逐步死亡，例如腦細胞在心臟停頓後 4 分鐘便開始死亡，不能重生，如果大量腦細胞死亡，即使最終能夠挽救生命，傷病者只會變為植物人。因此在救護人員到達現場前，施行心肺復甦法（cardiopulmonary resuscitation, CPR）能夠大大增加傷病者的生存機會。心肺復甦法是希望通過外力，包括用手壓胸的心外壓及吹氣或使用儀器而達到人工呼吸，製造人工的血液循環及氧氣交換。縱然現代的心肺復甦法只能夠提供正常心臟輸出的大約 30%，但是也足夠暫時維持部分重要器官，如心臟及腦部的需要。

現代心肺復甦法的歷史可以追溯至 1958 年，由三名約翰霍普金斯大學（The Johns Hopkins University）研究人員——威廉考恩霍文博士（Dr. William Bennett Kouwenhoven）、蓋伊尼克博克博士（Dr. Guy Knickerbocker）及詹姆斯裘德醫生（Dr. James Roderick Jude）意外發現使用去顫器按壓心臟停頓的小狗胸部能產生脈搏。跟著裘德醫生開始進行人體實驗，並在 1959 年 7 月使用這方法成功救活了一名病人。至於當代人工呼吸方法是由人稱「現代心肺復甦法之父」——彼得沙發醫生（Dr. Peter Safar）在 1957 年與詹姆斯埃蘭醫生（Dr. James Elam）發明，這方法一直沿用至今。

檢查步驟

施救者首先需要確保現場環境安全，例如在懸崖底下發生的意外，便要留意現場會否有石頭墜下的危險，如果現場有不能清除的危險，應該將傷病者移往安全地方，才開始為傷病者進行檢查。如果確認傷病者不省人事，對聲音及痛楚沒有反應，應立即呼救及召喚緊急救護服務，並儘快取用在附近設置的自動體外去顫器（AED）（有關 AED 的使用方法，詳見本章〈救心機〉）。接著使用按額托顎方法（head tilt–chin lift）（圖 3.2）打開傷病者的氣道及檢查有沒有正常呼吸，如聽一聽傷病者有沒有呼吸聲，感覺有沒有空氣從鼻孔噴出及胸部有沒有起伏等。對於沒有受過正式急救訓練的施救者，如果發現昏迷的傷病者沒有正常呼吸，已經可以判定他心臟停頓，並應該立即進行心肺復甦。但是如果施救者曾經接受急救訓練，便應該同時檢查頸動脈有沒有脈搏，一般整個檢查程序（呼吸＋／－頸脈搏）需要在 10 秒內完成。

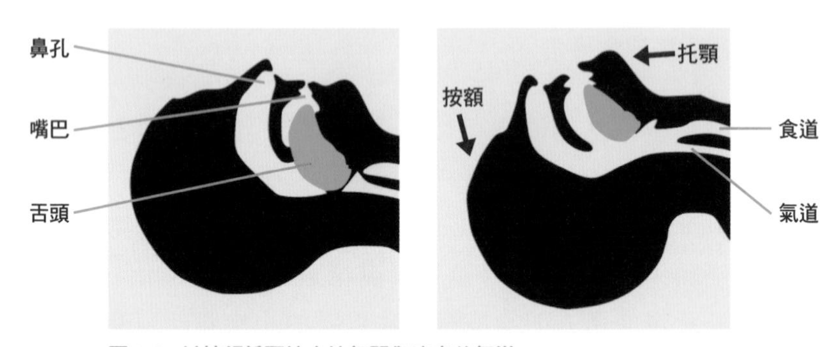

圖 3.2 以按額托顎法方法打開傷病者的氣道。

進行心肺復甦法

心肺復甦法包含了胸部按壓及人工呼吸兩部分：

胸部按壓

胸部按壓（chest compression）是施救者替心臟停頓的傷病者有節奏地按壓胸部，希望壓力令心臟收縮，猶如用手擠壓充滿空氣的氣球一樣，令傷病者的心臟即使已經停頓仍然能夠輸出血液，達到血液循環的效果（圖 3.3）。按壓時需要將傷病者放在堅硬的平面上，施救者跪在傷病者胸部旁邊，一隻手的掌心放在傷病者的胸骨下半部（大約是兩個乳頭中間的位置），另一隻手疊放上去，貼腕翹指，雙臂伸直，身體微微向前傾，借助身體的重量向下按壓。成人傷病者的按壓深度為五至六厘米，兒童傷病者的按壓深度為胸部前後直徑（anteroposterior diameter）三分之一（約五厘米），按壓速度為每分鐘 100 至 120 次，每次按壓需要容許胸部有足夠的回彈至原來位置才再次按壓。

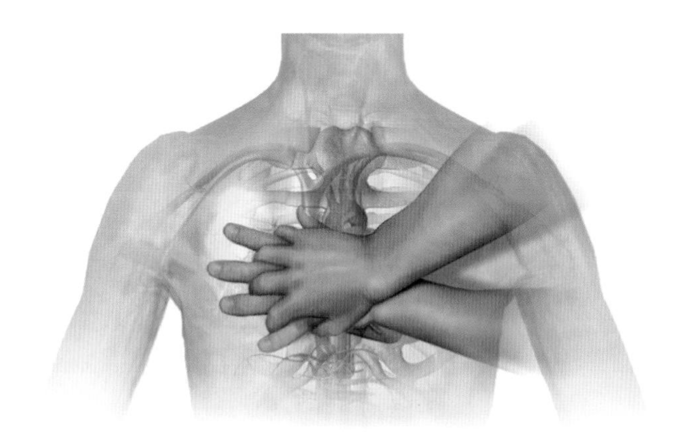

圖 3.3 胸部按壓的位置

人工呼吸

人工呼吸（rescue breathing）是指施救者利用人工方法，灌氣入傷病者的肺內，協助輸入氧氣，供應身體各器官（圖 3.4）。最常用的人工呼吸方法是口對口，首先要用按額托顎法打開傷病者的氣道（airway），跟著捏緊其鼻翼，再用施救者的雙唇完全緊蓋傷病者口部，然後開始灌氣，每次約 1 秒。灌氣時要留意胸部要有相對的起伏，胸部有升起已足夠，否則過量灌氣會令胸腔內壓力升高，妨礙血液回流心臟，影響心肺復甦法的效果。

心肺復甦法比例

整套成人心肺復甦法為 30 次胸部按壓跟著 2 次人工呼吸，而由於兒童對氧氣的需求較成人高，如果傷病者是八歲以下的兒童，及

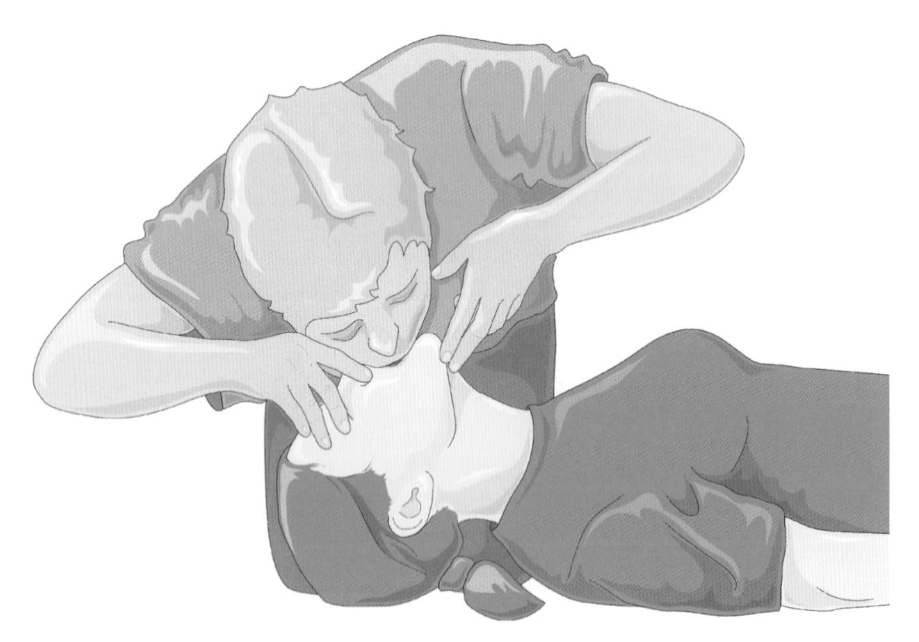

圖 3.4 人工呼吸

只有一位施救者時，仍然是 30 ： 2 的心肺復甦法比例，但是如果有兩位或以上施救者，則要使用 15 次胸部按壓跟著 2 次人工呼吸（即 15 ： 2）的心肺復甦法。

停止心肺復甦法

在一般情況下，施救者應該持續為心臟停頓的傷病者施行心肺復甦法，除非出現以下情況：

- 傷病者出現生命徵象，例如傷病者自行呼吸或身體有活動。如傷病者有生命徵象，即是表示傷病者的心臟已經回復自主跳動，雖然不需要再施行心肺復甦法，但是仍然需要緊密監察呼吸及脈搏；
- 施救者筋疲力竭，無力再施救；
- 醫護或拯救人員到達，接手施救；
- 現場環境不安全，對施救者構成危險，例如附近建築物有倒塌危險。

純胸部按壓式心肺復甦法

為了推廣心肺復甦法至未曾受訓人士，國際復甦聯盟（International Liaison Committee on Resuscitation, ILCOR）及美國心臟協會（American Heart Association, AHA）近年大力推行純按胸部壓式心肺復甦法（compression-only CPR/hands-only CPR）。施救者只需為心臟停頓的傷病者施行胸部按壓而不用施予人工呼吸，期望簡化心肺復甦法步驟及鼓勵更多人能夠為心臟停頓的傷病者伸出援手。

救心機

救心機（automated external defibrillator, AED）全名是自動體外心臟去纖維性顫動器，簡稱「去顫器」，是拯救生命的一個重要儀器。如果心臟停頓的傷病者出現可電擊性心律（shockable rhythm），即是心室性纖維顫動（ventricular fibrillation, V-fib/VF）或無脈性心室性心動過速（pulseless ventricular tachycardia），只要使用救心機就能將正常心電活動重新啟動，回復心跳，拯救生命。

香港的救心機一般都是安置於市區人流較多的公眾地方，例如運動場及商場，野外地方很少會設置救心機。外國的情況卻不同，筆者以前攀登日本富士山及韓國智異山時，發現山上的山舍全部都配備救心機，以備不時之需。國際復甦聯盟亦於多年前頒佈國際認可的去顫器標誌，方便有需要人士儘快發現去顫器安裝的位置。

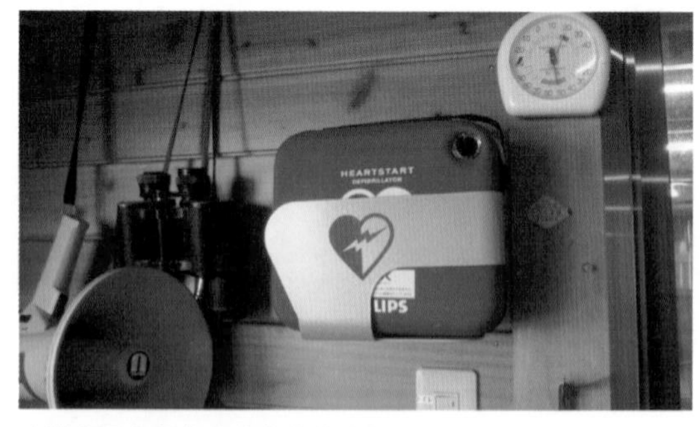

安裝在日本富士山山舍內的去顫器。

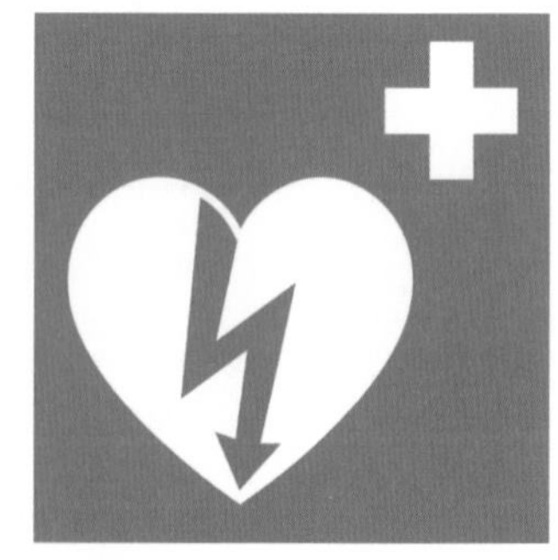
由國際復甦聯盟頒佈的國際認可的去顫器標誌。

救心機的原理

當一個人出現突發性心臟停頓，很多時都是由於心室性纖維顫動或無脈性心室性心動過速，心臟內的電流活動出現大混亂，令心臟不斷顫抖，不能有效泵出血液，導致血液循環停頓，如果未能及時使用電擊醫治，傷病者便不能救治。根據外國統計數字，每延遲一分鐘進行電擊，因這類心律造成的死亡率就會增加 7% 至 10%，所以能否儘快為傷病者電擊去顫是決定可否救活他們的重要元素。救心機的原理是通過放出一段短時間的來回流動的雙向電流（biphasic current），令心臟內混亂的電流活動全部停止下來，猶如電腦死機後，再重新開機一樣，希望心臟本來負責起搏的中心──竇房結（sinoatrial node）能重新指揮心臟作出有協調的正常心跳。

但是如果心臟停頓時的心律是非可電擊性，例如心搏停止，即心電圖只是一條直線，或無脈性心電活動（pulseless electrical activity），即是心電圖有系統性電流活動，但是心臟仍然不能泵血，救心機便不能發揮作用。

如何使用救心機

救心機的用法非常簡單，只要按開關鍵或打開機蓋，救心機便會發出語音提示。施救者只要跟著提示做，將電極片拿出並按圖示貼在傷病者的胸部上，一塊貼在右邊鎖骨下方，另一塊貼在左胸近心尖位置，再將電極片連接救心機，救心機便會通知大家不要接觸傷病者及自動進行心率分析。如果發現傷病者的心率是可電擊性的，救心機便會自動充電，同時發出提示，指示施救者確保沒有人正在接觸傷病者，便可按下電擊鍵，為傷病者去顫。若果電擊時有人接觸傷病者，有機會被高壓電流所傷（圖 3.5）。

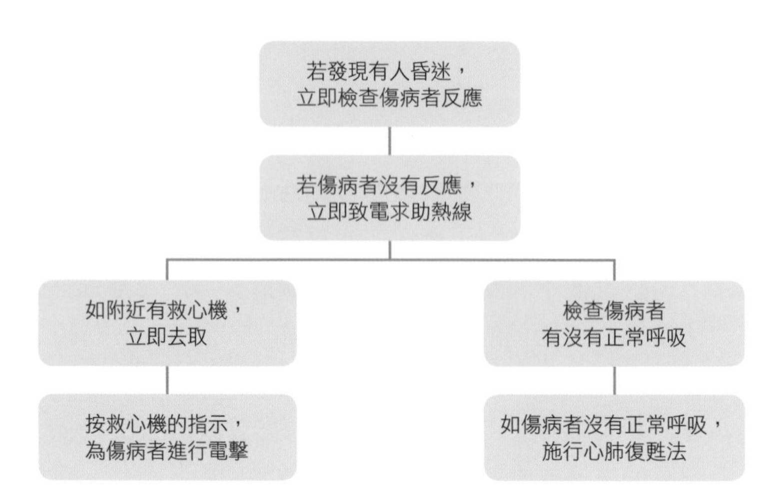

圖 3.5　使用心肺復甦法或救心機進行急救

如果傷病者是兒童（在急救學一般的定義是一至八歲），需要電擊的能量較低，所以在進行電擊前，應按照該救心機的設計，使用特別為兒童準備的電極片，或插入兒童匙令救心機轉換成兒童模式，才為兒童急救。

有關救心機的謬誤

1. 必須曾經學習使用救心機的人才可以使用救心機

其實現今的救心機都是朝著簡單易用的方向設計，猶如一部傻瓜機，施救者只要啟動救心機，按著語音指示做便可，所以並非必須學習才可以使用。不過如果施救者曾經完成有關使用救心機的課程，在實戰時便可以更有信心地使用救心機。

2. 使用救心機不當，會「電錯」傷病者

每一部救心機都內置了一部小型電腦，分析傷病者的心律，判定是否屬於可電擊性心律，並不是由施救者決定是否需要電擊。所以如果傷病者的心律是不需要電擊，救心機是不會充電，不會造成電錯人的情況。

3. 救心機會對所有心臟停頓的傷病者進行電擊

其實當一個人心臟停頓時，心律是可以分為可電擊性及非可電擊性，救心機只可以對可電擊性心律發揮作用，如果傷病者的心律是非可電擊性的，救心機便沒有用處，我們只可依賴心肺復甦法來拯救傷病者。

救心機資料流動程式（AED Locator Mobile App）

現今科技可以協助我們尋找位於附近的救心機，救心機資料流動程式可以由全球衛星定位系統確定你的位置，再從資料庫內找尋最接近你的救心機，甚至幫助計算最快的路線前往取機。香港暫時在這方面的發展比鄰近地區為慢，所儲存的救心機資料不足亦不及更新。相反新加坡的「myResponder」流動程式更發展至輔助求救人士直接將其全球衛星定位系統的位置通知報案中心，減低因溝通問題而令救護人員延誤到場的機會，他們的系統更會聯繫已登記的自願人士，如果他們剛巧在現場附近，流動程式會同步通知他們有人求救及求救人士的位置，希望可以在救援人員到達前為傷病者提供急救。

好撒瑪利亞人法（好人法）

在野外地方，如果遇上有人需要急救，在為他施救前，你會否考慮自己的急救手法或許不太標準，而有可能傷害被救人士，令自己付上法律責任（包括民事及刑事）？還是就算懂得急救，最好還是袖手旁觀，靜待救護人員到達進行拯救？

現在急救教育並未全面納入香港中學必修課程，普及性不足，因此很多人遇到有人需要急救時都不知道怎樣做，即使曾經完成有關課程，也因為信心不足及擔心有「手尾跟」而卻步。有見及此，不少國家及地區，包括挪威、德國、日本及台灣，都已推行好撒瑪利亞人法，而中國內地亦已經在 2017 年 10 月通過中華人民共和國民法總則第 184 條，內容為「因自願實施緊急救助行為造成受助人損害的，救助人不承擔民事責任」。

什麼是好撒瑪利亞人法？

好撒瑪利亞人法（Good Samaritan Law，俗稱「好人法」）表明，一位人士如果只是出於自願助人的心，向需要救助的人提供協助，並不涉及任何薪酬或利益輸送，施救者便可以免除施救後果的刑責。雖然歐洲某些國家的「好人法」甚至列明，在緊急情況下不提供協助是需要付上刑責，但是好人法的本義是鼓勵大家在別人有需要時能夠給予援手，並不是處分不願給予援手的人士。

香港暫時尚未制訂好撒瑪利亞人法，如果香港有這條法例，無論身在市區或郊外，如果遇上緊急事故，有人需要急救時，你是出於救人的心，並不是為了什麼報酬而為傷病者進行急救，即使在施救過程中對傷病者做成傷害，也不會受到刑責，令大家救助別人時消除最後的心理屏障。

✚ 好撒瑪利亞人法是否「免死金牌」？

雖然好撒瑪利亞人法一般是可以保障施救者，令他免受刑責，但是如果施救者的行為是遠超乎一般人可以接受的情況，即是嚴重過失（gross negligence），好撒瑪利亞人法便不能發揮效用。

2014 年，台灣新北市發生一宗意外，一名保姆發現受託幼童全身癱軟，嘴唇發白時，即使幼童舞動手腳掙扎，她仍然向幼童胡亂用單手壓胸，結果令幼童肝臟裂傷，最終不治。在法庭上她雖然辯稱心慌而犯錯，但是有專家在庭上作證稱，有意識、有呼吸及心跳的人，絕對是不用接受心肺復甦法，最終該保姆被法庭判定觸犯業務過失致死罪成。

雖然如此，如我們遇上不省人事的人士，只要確認他沒有呼吸（甚至沒有脈搏），我們便可以確認這位傷病者心臟已經停頓，需要急救。如果我們空擔心自己會否做錯，而袖手旁觀，我們只會白白錯過拯救別人的機會，大家請記住「任何 CPR，都比沒 CPR 好」。

第四章

環境的極限

高山症

前往外地行山遠足已經成為香港人熱門的海外活動，部分目的地位於海拔較高的地方，例如日本富士山（3,776 米）、台灣玉山（3,952 米）、馬來西亞京那巴魯山（4,095 米）、尼泊爾珠穆朗瑪峰基地營（5,364 米）及坦尚尼亞吉力馬札羅山（5,895 米）等。由於這些地方海拔較高，前往這些地方有機會患上高山症。早期高山症的徵狀容易被人忽略，所以高山症偶爾會惡化成可致命的嚴重高山症如高山肺水腫（high-altitude pulmonary edema）及高山腦水腫（high-altitude cerebral edema）。在計劃前往高海拔地方前，應先做好適當的準備，預防高山症，亦要認識有關的徵狀，以便作出相應的對策。

高山症的成因

雖然我們仍然未能完全了解高山症的成因，但是一般都相信是跟海拔高有關。隨著高度上升，大氣壓力會逐漸下降。在高海拔的地方，大氣壓力低，空氣變得稀薄，空氣內的氧氣量下降，使我們吸入到的氧氣減少（表 4.1）。身體在低氧的情況下會作出適應性反應包括加快呼吸及心跳，微絲血管擴張及增加血管的滲透率，希望把足夠的氧氣輸送給細胞。可是，血管擴張亦會令血液中的水分由血管流至周圍組織，導致水腫，最嚴重的是形成腦水腫及肺水腫。

海拔	氧氣濃度	例子
0 米	100%	海平面
1,000 米	88%	韓國文福山（1,015 米）
2,000 米	77%	中國恆山（2,017 米）
3,000 米	68%	瑞士琴特拉萊峰（2,999 米）
4,000 米	60%	馬來西亞京那巴魯山（4,095 米）
5,000 米	53%	美國博納火山（5,005 米）
5,500 米	50%	尼泊爾卡拉帕塔（5,550 米）
6,000 米	47%	玻利維亞烏圖倫古火山（6,008 米）
6,500 米	44%	尼泊爾塔波崎峰東壁（6,505 米）
7,000 米	41%	中國汗騰格里峰（7,010 米）
8,000 米	36%	尼泊爾安納布爾納峰（8,091 米）
8,848 米	33%	中國 / 尼泊爾珠穆朗瑪峰（8,848 米）

表 4.1　高度與空氣內氧氣濃度的關係

患上高山症的危險因素

現今並沒有準確方法預測高山症，年齡、性別以及體能程度都不是有效指標，但是一般而言，登山者在以下的情況，較容易患上高山症：

- 以往曾患有高山症；
- 爬升太快，身體來不及適應環境的變化；
- 長時間在較高海拔的地方逗留，超越身體的負荷能力；
- 脫水，影響循環系統在高地的適應能力；
- 在高地上進行劇烈運動，令身體所需的氧氣量增加。

高山症的徵狀

一般在海拔 2,500 米以上的地方才有可能患上高山症，位置越高，出現高山症的機會越大。頭痛是高山症必然的病徵，主要是由於頭部的血管擴張所引致。其他病徵包括全身乏力、氣促、食慾不振、噁心、嘔吐、頭暈及有睡眠障礙等，多與身體缺氧有關。如果病情輕微，只要暫時不再上升，留在原地休息，徵狀便會慢慢改善。

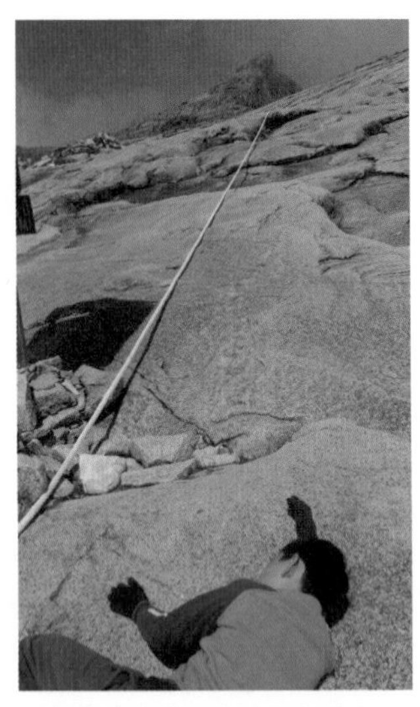
患上高山症容易出現全身乏力。

高山肺水腫傷病者的低血氧情況更嚴重，令肺部壓力增加，造成肺部有積水。除了有一般高山症的徵狀外，傷病者氣促的情況會更加劇烈，不斷咳嗽，肺血壓上升令血液迫出微絲血管，造成痰中帶血。另一方面，血氧量下降使血管的血紅蛋白與氧氣結合的數量減少，血液變為深紅色，令面色發紺。如果病情持續惡化，傷病者會出現嚴重呼吸困難，最後因缺氧而昏迷，甚至致命。

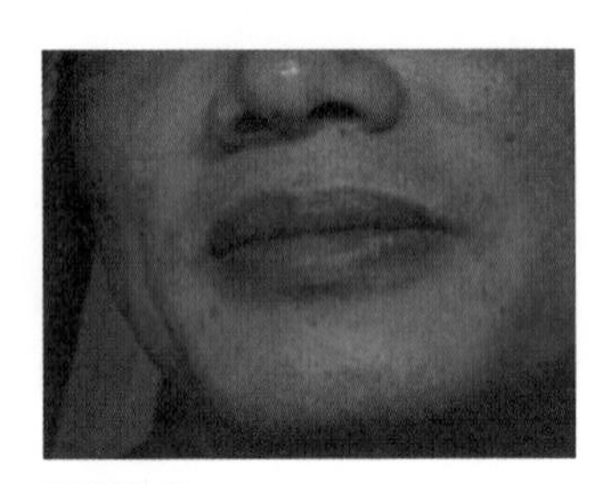
面色發紺

高山腦水腫是高山症的終極病況，除了一般高山症徵狀，出現肺水腫外，高山腦水腫的傷病者由於腦部有積水，頭顱內的物體體積增加，令顱內壓（intracranial pressure）上升。傷病者意識下降，活動失調（ataxia），步伐不穩，如不及時接受治療，最後會因為腦疝（uncal herniation）而昏迷不醒及死亡。

診斷高山症

高山症的徵狀很容易與其他疾病混淆，例如感冒，所以容易被人忽略，而所帶來的潛在危險亦可以非常嚴重，所以任何在高地上出現的徵狀，除非經過辨別排除外，應該被當作高山症處理。1991年，有專家團隊訂立了一個名為路易斯湖急性高山病指數（Lake Louise AMS Score）協助診斷高山症（表4.2）。這個指數簡易方便，主要是根據自我徵狀計算，所以可以由懷疑患上高山症的人士自我評估，了解病情的嚴重程度，這指數計算方法亦已經在2018年更新。

頭痛	
0	沒有頭痛
1	輕微頭痛
2	中度頭痛
3	嚴重頭痛
腸胃徵狀	
0	胃口良好
1	胃口差或噁心
2	中度噁心或嘔吐
3	嚴重噁心及嘔吐
疲勞或／及乏力	
0	不感疲勞或乏力
1	輕微疲勞或乏力
2	中度疲勞或乏力
3	嚴重疲勞或乏力
頭暈	
0	不感到頭暈
1	輕微頭暈
2	中度頭暈
3	嚴重頭暈

四個項目總分

3至5分：輕微高山症

6至9分：中度高山症

10至12分：嚴重高山症

表4.2
路易斯湖急性高山病指數
（Lake Louise AMS Score）

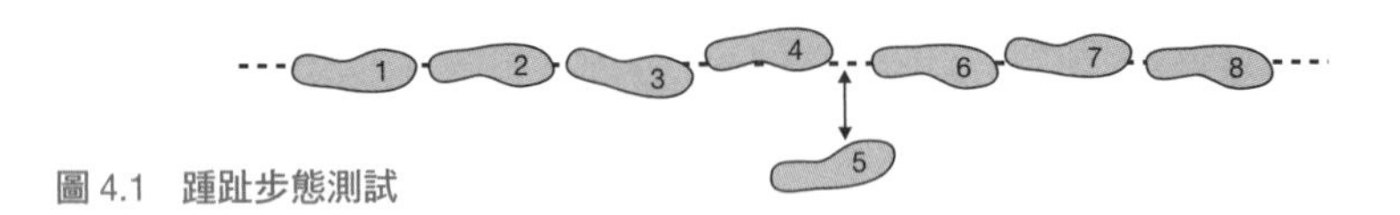

圖 4.1 踵趾步態測試

高山腦水腫的早期徵狀容易被誤以為是一般運動引致的疲累，在野外最準確的診斷方法是踵趾步態測試（tandem gait test），讓傷病者嘗試腳跟貼腳尖向前步行，如果他不能沿著一直線行走，即是已經出現活動失調，應該當作患上高山腦水腫（圖 4.1）。

治療高山症

患上輕微程度的高山症，一般只需要停止爬升，留在原地休息，讓身體慢慢適應高地低氧環境便可。傷病者也應多喝水及食用含高碳水化合物的食物，因為在高海拔地帶，血管擴張令流向腎臟的血液增加，因而排尿也較多，補充水分能夠改善脫水的情況，有助減輕病情；而食用含高碳水化合物的食物有助提升血液內的葡萄糖，改善乏力情況。服用丹木斯（Acetazolamide）也可以加快消除病徵（詳見本篇下文）。但是如果病情較為嚴重，下降至較低的地域，直至病徵改善是最有效的治療方法，遇上血液含氧量偏低，傷病者亦可能需要接受氧氣治療，如用氧氣樽吸入氧氣。

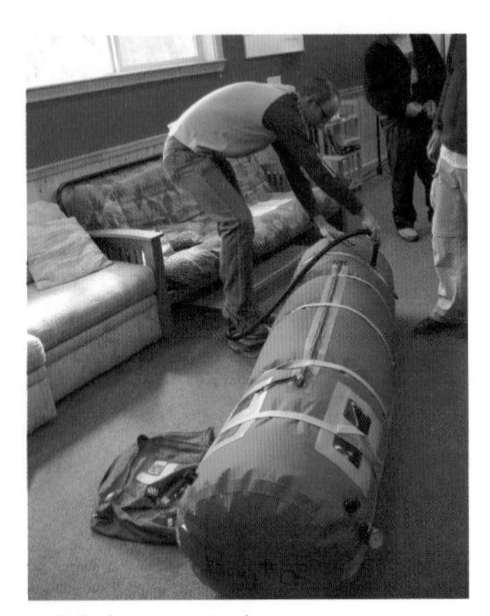
加壓袋（Gamow Bag）

要是遇上緊急的情況，例如天氣惡劣，或其他因素未能在短時間內將高山症的傷病者迅速運送下山，這時候可以使用加壓袋（Gamow bag），紓緩病情，爭取時間等待救援。加壓袋是一個用拉鏈密封的大袋，將傷病者置入袋內再封密，由施救者用泵加壓，製造出一個類似下山後氣壓回升的環境，減輕病情。

預防高山症

預防高山症是一些計劃前往高地的人士經常考慮的問題，除了一般在登山時使用的高山適應方法外，有需要時亦可以使用藥物協助。

高山適應（acclimatization）

預防高山症的黃金定律是緩慢上升（gradual ascent），讓身體慢慢適應高山低氧環境，在海拔超過 1,500 米開始，不要爬升得太快，在 3,000 米以上，每天不要爬升超越 500 米。如果時間許可，應採取逐步上升（staged ascent）的策略，在爬升一段高度後，在原地休息一天，避免操勞活動，讓身體加快適應。另外一個重要守則是「爬得高，睡得低」（climb high sleep low），我們可以在日間登上高處欣賞風景，但是晚間應該儘量選擇在一些海拔相對較低的地方休息，減少需要面對高山低氧的時間，減低患上高山症的風險。

另外，亦要避免飲用含酒精成分的飲品，因為酒精會引致脫水，加劇高山症病徵；也不要服用安眠藥，因為某些安眠藥可壓抑呼吸，令缺氧的情況惡化。在山上多吃高碳水化合物的食物及多喝水，皆可減低患上高山症的風險。但最重要的一點是，如果出現中度及嚴重的高山症徵狀，就不要再前往高處，以免病況加劇。

預防藥物

丹木斯是經常用作預防高山症的藥物，尤其是在不能緩慢登山時使用。根據一些研究報告指出，75% 的人在使用丹木斯後登山，能夠有效減低出現高山症的機會。高山上空氣稀薄，空氣中含氧量下降，加上睡覺時，新陳代謝減慢，呼吸頻率也慢下來，令登山人士在高山經常因為缺氧而出現間歇性驚醒，影響睡眠，加深高山症的症狀。丹木斯本來是用於治療青光眼，使用後能夠在尿液排出碳酸氫鈉（sodium bicarbonate），令身體產生輕微代謝性酸中毒（metabolic acidosis），讓身體加快呼吸頻率，維持血氧量，保持睡眠質素，加快高山適應。

一般建議在登山前一至兩天開始服用丹木斯，直至不用再爬升為止，服用丹木斯後常見的副作用包括指尖麻痺及尿頻，所以現今建議的劑量已降低至每天兩次，每次 125 毫克。另外，患有六磷酸去氫酵素缺乏症（G6PD，俗稱蠶豆症）的人士則不建議服用丹木斯。

如果不能服用丹木斯，可以考慮使用地塞米松（Dexamethasone），但是一般認為地塞米松只是掩蓋病徵，並不會加快高山適應。另外，地塞米松屬於強效類固醇，如使用超過一星期或會引致血糖升高及壓抑免疫系統等副作用。

其他非處方藥物

銀杏（*Ginkgo biloba*）的葉可以提煉銀杏素，曾經被認為可以用作預防高山症，但是最新的研究指出，銀杏並不能有效預防高山症。

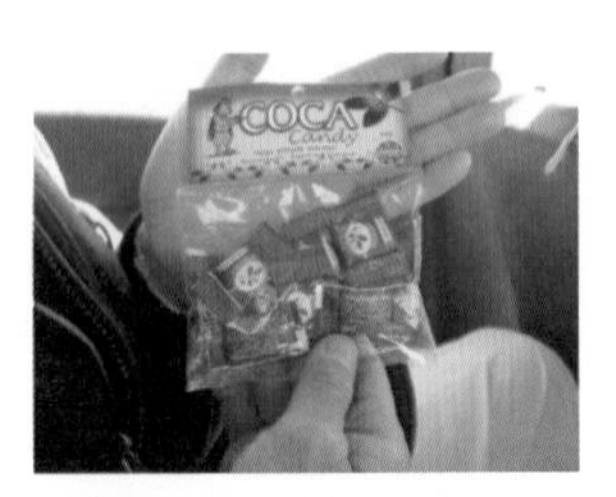

在秘魯山區隨處可以購買到古柯葉產品。

南美洲安第斯山上的土著會飲用古柯茶（coca tea）來減輕高山症的症狀，古柯葉含有古柯鹼，即是製造可卡因（cocaine）的原材料，真正產生效用的原因不明。但是大家緊記古柯葉在香港是受《危險藥物條例》規管，凡販運、製造、管有、供應、進出口都受嚴格管制，攜帶古柯葉進入香港是犯法的。

紅景天（*Rhodiola rosea*）是中國內地常用的預防高山症的中藥。紅景天是在西藏及青海一帶的植物，其根部可以提煉成藥用，但是產生效用原因不明。一般建議須於出發前至少一星期開始服用才能達至預防高山症效果。至於另外一種中藥高原安一般是用於治療高山症，並不適合用作預防高山症。

潛水病

水底世界跟陸上世界截然不同，吸引不少海洋愛好者參與潛水活動，探索水底世界。可是潛水有一定危險，尤其下潛及上升時的物理變化，可以構成不同疾病，一般被統稱為「潛水病」。要認識潛水病，我們首先要了解一些與潛水有關的基本物理定律。

潛水的物理定律

波以耳定律（Boyle's law）指出在相同溫度下，氣體的體積和壓力成反比關係，即是體積越小，壓力越大（$P_1V_1 = P_2V_2$），因為在相同的溫度下，粒子的動力都是相同，所以當體積越小，粒子碰撞的機會越多，因而產生的壓力越大。當下潛時，水的重量會形成壓力，下潛越深，水壓越大，大約每下潛 10 米，水壓便會增加約 100kPa（表 4.3），約為一個大氣壓力，下潛至 100 米，水壓可達十個大氣壓力，身體內的封閉空間，如肺部、鼻竇在下潛時會被收縮力擠壓；相反，在上升時，如果空間是封閉並且容量不能改變，便會被膨脹力壓迫。這樣的變化發生在潛水員身上，便有機會造成氣壓傷（barotrauma），詳見下文。

亨利定律（Henry's law）指出在相同溫度下，氣體溶於液體內的分量，是與該氣體與此液體達成平衡的氣體分壓成正比（$C=kP_{gas}$）。簡單來説，就是氣體隨著壓力升高而增加在液體的溶解度。最簡單的例子是當我們打開汽水瓶時，由於瓶內原先是加壓，開瓶後壓力急

深度	氣體容量	水壓
海平面	100%	1 ATM
10 米	50%	2 ATM
20 米	33%	3 ATM
30 米	25%	4 ATM
40 米	20%	5 ATM
50 米	17%	6 ATM

表 4.3 潛水深度與水壓及氣體容量的關係

降，汽水不能容納那麼多原先溶解在汽水裡的二氧化碳，二氧化碳迅速氣化，在汽水內變成氣泡排出。同樣地，如果潛水員急速上升，氣泡在血管內出現，便會導致減壓症（decompression sickness），詳見下文。

氣壓傷

氣壓傷是指身體內的氣壓和周圍環境的氣壓相差而對身體造成的傷害，可以是由於下潛時，周圍環境的氣壓加大，封閉的空間受擠壓；或是上升時，周圍環境的氣壓減低時，封閉的空間膨脹，甚至該空間爆開並產生各種相關的病徵。

縱隔氣腫（pneumomediastinum）

如果肺小氣泡（alveoli）因氣壓傷而破裂，空氣便會流進縱隔（mediastinum）（圖 4.2），形成縱隔氣腫。縱隔內壓力增加會令傷病者感到胸部不適、氣促及吞嚥困難等，如果空氣經缺口流至皮膚下，更會形成皮下氣腫（subcutaneous emphysema），觸摸皮膚會有浮凸感覺，猶如防碎膠紙一樣。嚴重的併發症包括張力性縱隔氣腫

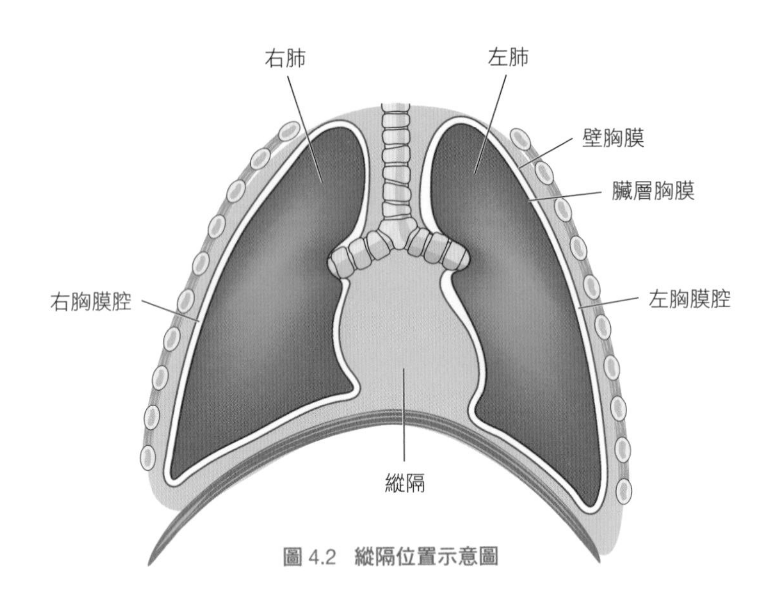

圖 4.2 縱隔位置示意圖

（tension pneumomediastinum），在此情況下，縱隔內壓力不斷增加，擠壓腔靜脈（vena cava），令血液不能回流入心臟，造成阻塞性休克（obstructive shock），詳見第八章〈休克〉。

氣胸（pneumothorax）

當肺內的小氣泡破裂，令空氣流進胸腔（thoracic cavity）內，導致肺部在吸氣時不能完全擴張，便會形成氣胸（圖 4.3）。有輕微氣胸的傷病者未必會感到不適，但氣胸較大時，肺部被嚴重壓扁，傷病者會感到氣促及胸痛。當胸腔內的空氣隨潛水員上升而膨脹，胸腔內膨脹的空氣會進一步將肺部壓扁，在終極情況下可以形成可以致命的張力性氣胸（tension pneumothorax），氣胸的那一邊肺完全被壓扁，並將縱隔推向另一邊，令未有出現氣胸的肺部也受壓，影響肺部不能有效進行氣體交換。跟張力性縱隔氣腫一樣，張力性氣胸會令腔靜脈受壓，阻礙血液回流入心臟，造成阻塞性休克。較易在潛水時發生氣胸的人士包括有氣胸病歷史、肺有異常氣腫（bullae）及肺部曾經受傷等。

如果潛水時出現氣胸徵狀，必須停止潛水，儘快求醫。輕微的氣胸傷病者，醫生可能會選擇讓傷病者吸氧氣這種非入侵性的治療方法。由於氧氣的水溶性較氮氣為高，通過吸氧氣來增加氣胸內的氧氣量有助加快氣胸復元，可縮短達 70% 的時間；較嚴重的氣胸需要採用針刺或導管插入胸腔內把氣體引流出體外。

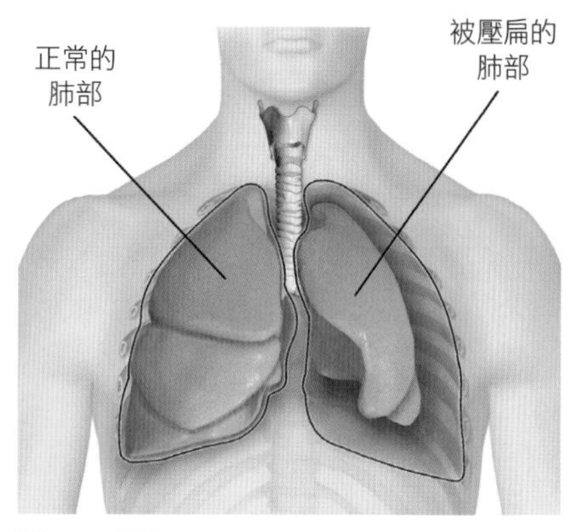

圖 4.3 氣胸

耳氣壓傷（ear barotrauma）

在正常情況下，中耳經咽鼓管（Eustachian tube）與鼻咽相通，保持中耳及鼻咽間的壓力平衡。但是如果咽鼓管閉塞，例如因感冒引致鼻內分泌增加，中耳便成為封閉空間，不能通過吸入或排出空氣，調節中耳內的壓力（圖 4.4）。在下潛時，外圍壓力不斷增大，空氣不能出入封閉的中耳，未能平衡中耳內的壓力，令中耳被擠壓，潛水員會感到耳朵不適甚至痛楚，聽覺好像有點怪怪的感覺；但是在上升時，中耳內的空氣會膨脹，中耳內的壓力急升，潛水員會感到耳朵劇痛，最嚴重時耳膜會穿破，潛水員會感到頭暈、耳朵流血及聽覺受損。

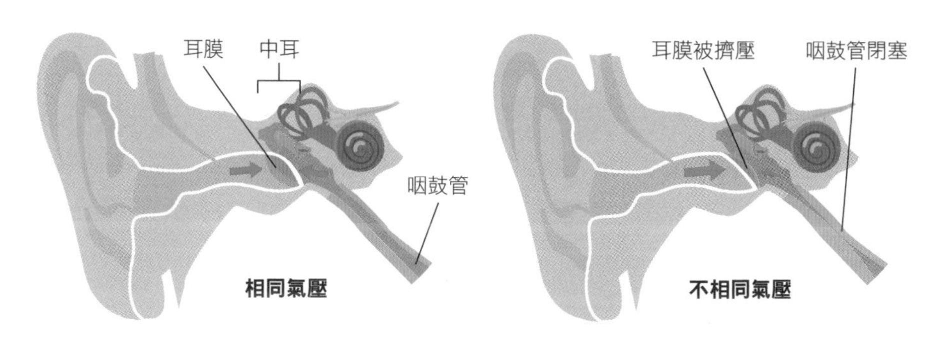

圖 4.4 如咽鼓管受阻，耳鼓在下潛時受壓。

鼻竇氣壓傷（sinus barotrauma）

鼻竇是在頭骨內的空間，一般充滿空氣。如果鼻竇跟鼻腔因有分泌阻塞，在下潛或上升時，鼻竇不能保持竇內氣壓及周圍環境氣壓的平衡，會產生跟耳氣壓傷差不多的問題。鼻竇氣壓傷會令潛水員感到臉部痛楚及流鼻血等。

牙氣壓傷（dental barotrauma）

如果潛水員有蛀牙或曾接受補牙手術，牙齒內可能遺留空氣。在下潛或上升時，氣壓轉變令空氣膨脹或壓縮，刺激牙髓，造成牙痛，嚴重者有機會出現牙齒破裂。患有牙氣壓傷的潛水員應該停止潛水活動，可以服用撲熱息痛（paracetamol）來止痛，但是最終需要向牙醫求診，治理牙患或修補破裂的牙齒。

面罩氣壓傷（face mask barotrauma）

如果潛水員沒有平衡潛水面罩內的氣壓，在下潛時，由於水壓增加，面罩內的空氣不斷收縮，會將被面罩緊包的面部不斷吸入，造成傷害，包括皮膚瘀傷、眼睛結膜充血及流鼻血等。

空氣栓塞（arterial gas embolism）

空氣栓塞是最嚴重的潛水病，傷病者可以在短時間內不省人事，甚至死亡。當上升速度過於急速，周圍水壓下降，令氣泡在血管內形成，並迅速膨脹，阻塞血液流通。如供血到腦部受影響，傷病者可能會出現如中風的徵狀；如心臟冠狀動脈阻塞，傷病者有可能出現心肌梗塞、心律不正等問題。空氣栓塞較大機會在潛水新手身上發生，因為他們在水中遇上事故容易感到恐懼，往往在慌忙下不顧一切，迅速上升，引致空氣栓塞。

如果懷疑傷病者出現空氣栓塞，應儘快送院治理，給予高濃度氧氣外，並需要接受高壓氧治療。

預防氣壓傷

最有效預防因上升時空氣膨脹而引起的氣壓傷，例如空氣栓塞、氣胸及縱隔氣腫等的方法是避免在水底急速上升，並且在上升過程中，定時呼氣，減低因為肺內空氣膨脹而產生的傷害。至於預防其他氣壓傷的基本原則是適時地平衡氣壓，例如：定時按著鼻，閉著嘴巴吹氣，讓中耳內的氣壓跟外圍平衡，同樣地定時通過鼻呼氣入面罩內平衡壓力，也可以減低面罩氣壓傷的風險。另外，避免出現一些藏有空氣的封閉空間，例如潛水人士應該定時前往牙醫檢查及修補蛀牙，如果有傷風鼻塞等徵狀，也不應潛水，避免因咽鼓管阻塞而造成耳氣壓傷。

減壓症

下潛時，水壓增加，令更多氣體溶解於血液及組織內。而上升時，氣體便會解離。由於氮氣的水溶性較低，如果潛水員上升速度過急，氮氣會因水壓減低而從血液及組織解離，身體的水分及血液不能承載所有氮氣，多餘的氮氣沒法及時經呼吸排出體外，於是在身體組織內，例如肌肉、神經系統及皮膚等形成氣泡，令潛水員患上減壓症（decompression sickness）。減壓症會造成血管阻塞、誘發發炎或凝血反應等，引致不同病徵。

患上減壓症的危險因素包括：

- 急速上升（每分鐘超過 9 米）：體內多餘的空氣未能及時排出體外，形成氣泡；
- 長時間下潛：潛水時間越長，溶解於血液及組織內的氣體越多；
- 短時間內（數小時內）多次下潛：即使單次潛水而產生的氣泡量不足以產生病徵，但是短時間內再次潛水會產生更多氣泡，可以累積至發病；
- 在深潛時沒有進行間歇減壓：在深潛後上升時，間歇停頓在一個深度的減壓方法可以協助清除積聚的氮氣；
- 逆向潛水行程（reverse profile diving），即第二次下潛時比第一次為深：每次下潛後，身體都需要時間將積聚的氮氣排走，如果第二次下潛更深，身體不能負荷更多積聚的氮氣；
- 心臟有構造性缺陷，例如心房間隔缺損（atrial septal defect）或開放性卵圓孔（patent foramen ovale），在靜脈內產生的氣泡可以經過這些心臟內的缺口直接進入主血液循環系統，阻塞受影響組織的血管；
- 潛水後立即乘搭飛機：飛機艙即使已經加壓，但是在空中艙內的氣壓仍然低於地面，如果潛水後立即乘搭飛機，令身體好像經歷一次深潛，迅速上升減壓。

減壓症可以按其徵狀所影響的範圍而分為一型及二型：

一型減壓症（Type 1 decompression sickness）

一型減壓症的一般症狀都比較輕微，最常見的原因是由於氣泡在關節及肌肉組織內出現，影響局部血液循環，造成疼痛。最常出現疼痛的地方包括手肘及肩膀，所以此症狀英文俗稱為「the bends」。一型減壓症也包括氣泡聚積在皮膚或淋巴系統的症狀，例如皮膚出現痕癢，甚至紅疹，淋巴管閉塞引致水腫的情況。

二型減壓症（Type 2 decompression sickness）

一型以外的病徵，全都歸入為二型減壓症，其病況亦相對較嚴重，大約 60% 的二型減壓症個案都涉及神經系統。如果是周圍神經系統（peripheral nervous system），包括四肢的感覺和活動神經受影響，傷病者可能會感到肌肉無力或麻痺，但是如果氣泡出現在中樞神經系統（central nervous system），如脊椎神經及腦部，傷病者可能出現下半身癱瘓、小腦失調、失明等徵狀。氣泡也可以出現在肺部，令傷病者感到胸痛及氣促。

治療減壓症

治療減壓症的傷病者，需要給予高濃度氧氣及通過靜脈注射增加身體水分，維持血液循環及增加運送給細胞的氧氣量。傷病者應儘快送院，讓醫生評估是否需要將傷病者送往加壓艙接受高壓氧治療（hyperbaric oxygen therapy）。高壓氧治療的原理是通過加壓，令傷病者好像再一次下潛，令出現在組織或血管內的氮氣氣泡縮小甚至再次溶入血液內。另外，加壓後氧氣會更容易運送入細胞內，改善氧氣供應。

以往遇上有減壓症的傷病者需要接受高壓氧治療，都會被送往位於昂船洲的加壓艙治療，自 2018 年末，東區尤德夫人那打素醫院也提供加壓艙服務，傷病者可以由各醫管局急症室直接轉介，再由該院專業同事處理。高壓氧治療是需要按照指引進行，例如使用英國皇家

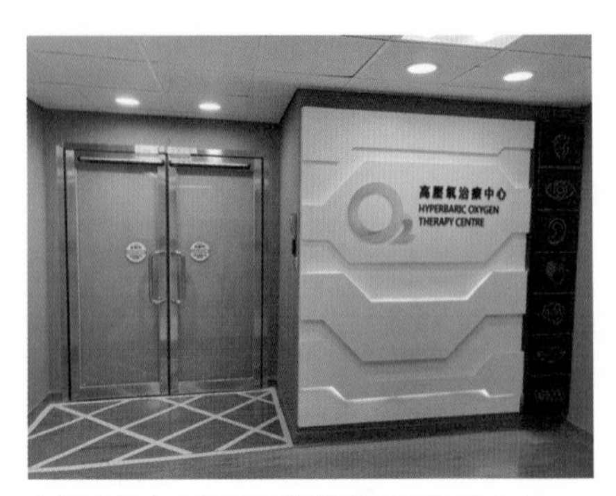

東區尤德夫人那打素醫院高壓氧治療中心

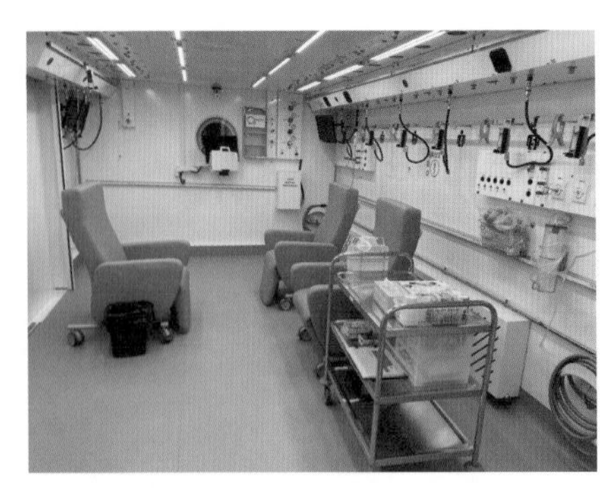

高壓氧艙

海軍潛水減壓表或美國海軍潛水表來安排加壓的時間及吸入純氧的時間。高壓氧治療的「絕對禁忌症」是未經治療的氣胸，如有氣胸的傷病者接受高壓氧治療，氣胸會惡化，甚至引致張力性氣胸，其他相對性的禁忌症包括慢性阻礙性肺病、耳道或鼻竇受阻塞、有腦癇病歷史等。

預防減壓症

要預防減壓症，在潛水前必須預先計劃清楚潛水行程，並使用潛水電腦表。潛水電腦表可以收集潛水員下潛的時間及深度，根據一些公認的減壓計算方法，編制該次潛水的上升步驟，供潛水員參考，按照指示上升。在潛水前切勿飲酒，以免影響在水中的判決能力。避免在短時間內多次潛水，讓身體內的氮氣有足夠時間溶解入血液內，也不要在潛水行程完成後，便立即乘坐飛機。如果在潛水時遇上突發事故，必須保持冷靜，切勿因驚慌而匆忙上升。

氮醉

氮醉（nitrogen narcosis）的另一個英文俗稱是「martini effect」，意思是潛水員像喝了馬天尼酒一樣酒醉。其實酒醉跟氮醉的情況也真是差不多，當潛水員下潛超過 30 米深的水域，由於水壓加深，氮氣會溶解入身體組織內，尤其是神經組織，產生麻醉作用，影響神經系統傳導及運作，形成氮醉。患有氮醉的潛水員在不同水深處會出現不同程度的徵狀，在水深 30 至 50 米的地方，氮醉的徵狀包括對周圍刺激反應減慢，但是同時會出現過分自信，影響判斷能力及警戒心；在水深超過 50 米的地方，潛水員開始出現思緒混亂，情緒失控等情況；如果水深超過 90 米，潛水員可能會神志不清、昏迷，甚至死亡。

消除氮醉的方法很簡單，只需上升至較淺水的區域，一般在數分鐘內徵狀便會消失，但是上升時要按指引，以免患上減壓症。預防患上氮醉的方法包括下水前不可飲用酒精飲品，休息不足也不應下水。另外控制下潛深度為水深 30 米以內，一般下潛超過此限制都需要專業訓練及使用特別器材。由於氦氣（helium）不會產生麻醉作用，所以也可以使用氦氣代替氣樽內的氮氣，例如 heliox（混合氧氣和氦氣）或 trimix（混合氧氣、氦氣和氮氣）。

熱病（中暑）

人類是恆溫動物，身體的細胞以至器官都需要在一個狹窄的溫度範圍下（攝氏36至37度）才能正常運作。在遇到酷熱的環境時，人的身體會儘量利用自我恆溫系統，維持身體體溫，以免造成細胞壞死，器官衰竭，影響性命。

身體散熱的途徑包括：

1. 傳導（conduction）

傳導是通過直接接觸來將熱能傳到另一地方，就好像我們拿著一根金屬棒放在火爐上燒，我們會慢慢感到金屬棒變熱。在野外通過傳導散熱的例子是將身體浸入河水內。

2. 對流（convection）

對流需要通過可流動物質，例如水或空氣，將熱能由溫度較高的地方，帶到溫度較低的地方，這解釋為何在有風的時候，身體會感到涼快一些。在野外通過對流散熱的例子包括撥扇，製造氣流，將熱能帶走。

3. 輻射（radiation）

任何帶有熱能的物質皆會產生直線向外的熱輻射線，不需和其他物件直接接觸，已經能夠把熱能帶走，熱能帶走的多寡取決於發熱物件表面積大小及跟周圍的溫差，黑色物質較易吸收熱輻射線，反光物質則反之。只要身體的溫度較周圍高，身體便可以通過輻射散熱。反光保溫毯正是用減低熱量經輻射流失的原理為傷病者保溫。

4. 蒸發（evaporation）

蒸發是通過水分——例如汗水由水狀態蒸發成氣體狀態時，需要吸取熱能，從而達到散熱效果。

一般情況下，人感應到周圍的溫度升高，身體需要散熱降溫時，大腦會通過交感神經系統（sympathetic nervous system）控制，由皮膚汗腺製造汗水，排出體外，再讓汗水蒸發，通過蒸發時吸取身體熱能，協助降溫。在相對濕度高及缺乏風的情況下，汗水難於蒸發，如我們長時間在戶外暴曬下活動，可能會引發不同程度的熱病。熱病（中暑）是一群由於身體不能抵受酷熱環境而產生的健康問題，可以是一些輕微的狀況，例如熱水腫（heat edema）或熱痙攣（heat cramps，俗稱熱抽筋）等，也包括一些較嚴重的情況，例如熱衰竭（heat exhaustion），甚至是可以致命的熱中暑（heat stroke）。熱病發生時，也不一定是由輕微的症狀開始，再續步轉化成嚴重的熱病，有些時候熱病一發作，已經是最嚴重的熱中暑（表 4.4）。

熱病種類	主要徵狀	危險性
熱疹	身體出現痕癢的紅疹	低
熱水腫	身體（尤其下肢）出現水腫	低
熱痙攣	身體大肌肉出現抽搐	低至中
熱昏厥	昏厥	中
熱衰竭	皮膚濕冷、休克、身體虛弱	中至高
熱中暑	體溫升高、皮膚發紅及乾、神志不清、抽搐，甚至昏迷	高

表 4.4　熱病分類

熱疹

在炎熱及濕度高的環境下，尤其是穿著緊身又不利排汗的衣物，汗腺便容易被皮膚分泌物阻塞，汗水不能順利流出，積聚在汗腺內。汗水的主要成分是水，亦含有各樣的電解質，包括鈉（sodium）及鉀（potassium），如積聚在皮膚內可以引起刺激、發炎，甚至皮疹，即是熱疹，又稱熱痱。一般熱疹都是紅色一點點，在皮膚上凸起，非常痕癢。

熱疹不需要特別治療，傷病者只要在陰涼的地方休息，再以濕毛巾輕敷患處，一般會自行慢慢消退。但是遇上一些較「頑固」的熱疹，可能需要使用藥物如抗組織胺（anti-histamine）來減低痕癢，並且配合類固醇（steroid）藥膏來控制皮膚受刺激而發炎的位置。如果不幸因抓傷而造成繼發性傷口感染，更可能需要使用抗生素治療。

熱水腫

在炎熱的環境下，身體會擴張皮下的微絲血管，將體內的熱量帶至表面，協助身體散熱。微絲血管擴張令原本在血液內的水分流出至皮下組織（subcutaneous tissue），造成水腫。水腫在腳掌及足踝特別明顯，但是如果佩戴的腕表緊箍手腕，水腫也有機會在手掌上出現。一般在鬆解緊身的衣物及飾物並休息一會後，熱水腫便會自然消散，切忌使用「利尿藥」如呋塞米（furosemide）來排除水腫，這樣只會加劇身體脫水的情況。

熱痙攣

在酷熱的環境下，身體會排出大量汗水，汗水除了含有水分外，也含有礦物質。如果我們只補充水分而不同時補充適量的礦物質，可能會導致低血鈉（hyponatremia）現象（人體血液內的鈉濃度為 135 至 145mmol/L，低於 135mmol/L 為低血鈉）。血液內的鈉是維持細胞膜的電位差的重要元素，低血鈉會影響神經線傳導，令身體的大肌肉出現不協調的抽搐，傷病者受影響的肢體，通常是下肢會抽筋，並感到劇痛而不能活動。

處理熱痙攣的傷病者，首要是把傷病者安置於陰涼地方，然後慢慢拉展抽搐中的肌肉。如果傷病者能夠服用飲品，可以讓傷病者飲用含礦物質的飲料。一般在市面售賣的運動飲料都含有足夠礦物質，但是亦含有不少糖分，一來對患有糖尿病人士不太適合，二來飲用糖分太多的飲料後可能令傷病者感到更加口渴。其實礦物質飲料也可以自製，在每 500 毫升飲用水加入大約一茶匙鹽，已經可以製成簡單的礦物質飲料，甚至可以進食含水量高的水果，例如橙、梨及車厘茄等，都可以幫助補充水分及礦物質。

熱昏厥

當身體因散熱排汗而失去一定的水分後，身體在心臟循環系統內的血液量會減低，尤其是在長期站立，地心吸力的影響下，血液囤積於下肢，減少血液回流至心臟，影響心臟血液輸出，形成體位性低血壓（postural hypotension），導致熱昏厥（heat syncope）。傷病者會感到乏力、視力模糊、頭暈，甚至失去知覺。一般傷病者躺下後，血液回流至心臟及大腦，便會恢復知覺。處理熱昏厥的傷病者時，應該將傷病者移往陰涼的地方，讓他躺下，避免太多人包圍傷病者，妨礙空氣流通，並解開緊束的衣服及飾物。如果傷病者回復知覺並可以服用飲品，可以給予傷病者含礦物質的飲料，凍飲也不妨，不過若傷病者急速喝下大量凍飲，可能會刺激胃部，造成噁心甚至嘔吐。如果傷病者持續不省人事，或出現惡化情況，甚至懷疑昏厥是由其他原因造成，例如血糖過低，則應儘快求醫。

熱衰竭

當身體因外熱而流失大量水分及電解質，沒有及時補充水分時，便可能產生熱衰竭，除了可能出現其他熱病的徵狀外，熱衰竭的傷病者亦會因身體血液量減低，供血不足而出現低血容性休克、皮膚濕冷。傷病者的身體恆溫能力仍然有效，體溫可以維持正常或輕微升高，但身體會非常虛弱，所以施救者需要定時監察傷病者的狀況及清醒程度，並作適當處理。如果我們未能及時察覺傷病者已經出現熱衰竭情況，作出急救並送院治療，熱衰竭傷病者可能會迅速惡化至熱中暑。

熱中暑

熱中暑是熱病最嚴重的病況，可以由其他較輕微的熱病慢慢惡化成熱中暑，亦可以在沒有其他熱病病徵出現情況下發生，如果不能及早降低傷病者的體溫，死亡率會超過10%。熱中暑和熱衰竭最大的分別是在發生熱中暑時，身體的恆溫系統會失去功能，身體不能再排汗，皮膚會變乾而熱，體溫繼續升高，令身體所有器官出現失調（表4.5）。如果不能及時急救，可能會導致多重器官衰竭（multiple organ failure）而死亡。一般熱中暑的定義為：

體溫 ≧ 攝氏40度 + 中樞神經系統失調

熱衰竭	熱中暑
大量排汗	停止排汗
皮膚蒼白，濕而冷	皮膚發紅，乾而熱
體溫正常或輕微升高	體溫超過攝氏40度
中樞神經系統沒有失調	中樞神經系統失調

表4.5 熱衰竭和熱中暑的分別

中樞神經系統失調的病徵包括意識混亂、昏迷及抽搐等。除此以外，心臟循環系統可能出現心臟衰竭及心律不正；血液系統有機會出現血凝固失衡以及低血小板等的瀰漫性血管內凝血（disseminated intravascular coagulation），使身體流血時血液不能有效凝固止血。身體肌肉會因為壞死而放出大量肌酸激酶（creatine kinase），形成橫紋肌溶解症。嚴重者可導致急性腎衰竭或血鉀過高，導致心律不整；呼吸系統也可能發生急性呼吸窘迫綜合症候群（acute respiratory distress syndrome），身體不能吸收氧氣，最終導致身體多重器官衰竭，然後死亡。

處理熱衰竭及熱中暑

當遇上患有熱衰竭或熱中暑的人士，應儘快轉移他們至陰涼及空氣流通的地方休息，遠離熱力來源，並解開緊身的衣物。另外要儘速為傷病者降溫，如果有安全的水源，可以把傷病者直接浸入水中，通過傳導方法來散熱，但是一般發生熱衰竭或熱中暑的個案，通常附近都沒有水源，即使有的話，亦要緊密留意浸水中的傷病者的清醒程度，否則傷病者出現突發性昏迷時，會有遇溺的危險。在野外通常較可能做到的是向傷病者灑水及搧涼，借助水分蒸發而協助降溫。另外可以將濕毛巾放在傷病者的腋下或大腿內側幫助散熱，但是要留意濕毛巾變得溫暖時要更換才能維持散熱效果，當然用冰袋更理想，只是在發生熱病的環境要找尋冰，一點也不容易。如果傷病者清醒，可以考慮給予含電解質的飲品。如果傷病者清醒程度下降甚至轉為昏迷，應該檢查呼吸及脈搏，緊密監察及將傷病者安置成復原臥式（見圖 7.1），儘快求醫。

預防熱病

預防勝於治療，在進行戶外活動前作出一個周詳的計劃能有效地避免熱病發生。在出發前，應該參考天氣預報，以及將要參加的活動的勞動性，作出適當的準備，包括所需的水容量。在炎熱的天氣下活動，衣物選擇亦應該以清爽為主，容易排汗為佳，避免穿著深色，尤其是黑色的衣物，皆因深色衣物會吸收較多陽光的熱能。

切忌感到口渴才喝水，因為這時身體已失去了一定的水分，最理想的做法是定時喝水。在進行戶外活動時，大約每15分鐘需要補充200毫升的水，如果天氣特別濕熱或進行劇烈運動，更要補充多些水分，並適當地補充電解質。另外，亦可以觀察自己尿液的顏色，如果是透明或微黃，即是代表身體的水分仍然足夠，但是如果呈現深黃甚至啡色，即代表身體水分已經不足，需要儘快補充水分，並且找陰涼的地方休息（詳見第二章〈生存要素〉）。

避免服用可能影響身體散熱的藥物，例如含抗組織胺的感冒藥物及排水藥等，也不要在飲用酒精飲品或咖啡後進行戶外活動。抗組織胺藥物會妨礙身體排汗功能，而酒精及咖啡會影響身體調節體溫能力，其利尿作用令身體失去水分，增加中暑的風險。

我們亦可以參考酷熱指數（heat index）來決定是否進行戶外活動，酷熱指數其實是利用空氣溫度和相對濕度來計算出來的一個溫度參考指數，溫度接近我們真正感受到的。根據酷熱指數的數值，可以將中暑的風險分類，詳見圖4.5及表4.6。

相對濕度 (%) 氣溫 (℃)	50	55	60	65	70	75	80	85	90	95	100
28	28.2	28.6	29.1	29.7	30.2	30.9	31.6	32.3	33.1	33.9	34.7
29	29.5	30.1	30.8	31.6	32.5	33.4	34.4	35.5	36.7	37.9	39.3
30	31.0	31.9	32.8	33.9	35.0	36.3	37.7	39.1	40.7	42.4	44.2
31	31.9	32.9	33.9	35.1	36.4	37.9	39.4	41.1	42.9	44.8	46.8
32	33.8	35.0	36.3	37.8	39.4	41.2	43.2	45.3	47.5	49.9	52.4
33	35.8	37.3	39.0	40.8	42.8	44.9	47.3	49.8	52.5	55.4	58.4
34	38.2	39.9	41.9	44.0	46.4	49.0	51.7	54.7	57.9	61.3	64.8
35	40.7	42.7	45.1	47.6	50.3	53.3	56.5	60.0	63.7	67.6	71.7
36	42.0	44.3	46.7	49.5	52.4	55.6	59.1	62.8	66.7	70.9	75.3
37	44.9	47.5	50.3	53.4	56.8	60.5	64.4	68.6	73.1	77.8	82.8
38	48.0	50.9	54.2	57.7	61.5	65.7	70.1	74.8	79.8	85.1	90.7
39	51.3	54.6	58.3	62.3	66.6	71.2	76.1	81.4	87.0	92.9	99.1
40	54.8	58.5	62.6	67.1	71.9	77.0	82.5	88.3	94.5	101.0	107.9

圖 4.5 酷熱指數表

酷熱指數	注意事項	中暑風險
27–32℃	長時間的暴曬和戶外活動可能會導致身體疲勞	中
33–39℃	長時間的暴曬和戶外活動可能會引致熱痙攣、熱衰竭，甚至熱中暑	高
40–51℃	長時間的暴曬和戶外活動極可能引致熱痙攣和熱衰竭，甚至可能導致熱中暑	甚高
超過 52℃	長時間暴曬和戶外活動極可能引致熱中暑	極高

表 4.6 按酷熱指數評估中暑風險

熱適應

如果需要在酷熱環境下活動一段長時間，便要考慮先進行熱適應（heat acclimatization），令身體的新陳代謝功能適應高溫，減低身體排汗、心跳加速的反應，汗水內的電解質也會減低。熱適應需要在活動開始前一至兩個星期進行，每天面對一至兩小時熱壓力（heat stress），令身體慢慢適應在不用排大量汗水及流失礦物質的情況下，仍然能夠維持體溫在正常範圍內。即使在酷熱的環境下活動，也不會感到不適，詳情可以參考國家運動訓練員協會（National Athletic Trainers' Association）的指引（表 4.7）。但是熱適應的能力並不是永久的，當已進行熱適應的人離開酷熱地方後，熱適應的能力大約在兩星期後便會消失。

練習內容	首兩天	三至五天	六至十四天
每天可練習環節次數	一節	一節	每兩天可容許兩節一次
全裝備練習環節最長時間	三小時	三小時	三小時（一節） 五小時（兩節）
輕裝練習環節時間	一小時（練習後需要休息三小時）		
接觸衝撞性運動	不可	只容許利用工具協助練習	正常練習
運動保護裝備	頭盔	頭盔及肩墊	完整裝備

表 4.7 國家運動訓練員協會 14 天熱適應指引摘要

低溫症及凍傷

低溫症

在嚴寒的環境下，身體會通過增加燃燒體內儲藏的能量轉化為熱能來維持體溫，例如發抖時肌肉可以將動能轉化為熱能。而一般身體的熱能以四大途徑流失：傳導、對流、輻射及蒸發（詳見本章〈熱病（中暑）〉）。如果熱量流失速度較製造速度快，體溫便會降低，當體溫低於攝氏35度，便會造成低溫症（hypothermia），身體的新陳代謝會減慢，影響身體器官功能的運作，對身體造成損傷。熱量流失速度可以受到以下因素影響：

- 氣溫：外圍氣溫越低，跟體溫相差越大，身體熱能流失越快；
- 風速：刮大風讓冷空氣不斷補充，增加熱能由對流流失；
- 有沒有足夠衣物：適當的保暖衣物有助減低身體由對流及輻射失去熱能；
- 有沒有庇護地方：庇護地方可以避風避雨，室內的溫度亦較室外為高，減低患上低溫症的風險；
- 身穿的衣物是否濕透或傷病者是否浸於水中：濕透的衣服或浸於水中都會增加熱能由傳導流失；
- 是否跟冰冷物件直接接觸：直接接觸冰冷物件，一方面會讓身體經傳導流失熱能，另一方面可以令身體與冰冷物件接觸的地方出現凍傷。

分類

低溫症一般可以利用低體溫的程度來分類(表 4.8)。但是要留意一般市面上的溫度計並不能準確量度低於攝氏 35 度的體溫，需要使用低溫專用的溫度計。另外，由於低溫令血管收縮，一般的量體溫方法如耳探或口探都不能反映真正的體溫，所以量度低體溫是以中央溫度，例如食道或直腸溫度為標準。

體溫	低溫症程度
32–35℃	輕微
28–32℃	中度
28℃以下	嚴重

表 4.8　低溫症程度

體溫越低，生存機會越低，但是亦曾有個案是傷病者的體溫低至攝氏 14 度仍能救活。可是，如果傷病者同時身受致命的創傷、體溫低於攝氏 10 度、胸部已凍僵不能進行心外壓、雪崩被雪活埋超過 35 分鐘或雪已封閉呼吸氣道等情況，一般都被認定沒有生存機會。

在野外，一般低溫症都是由於暴露在寒冷的環境或是墜入冰冷的水內而發生，但是有些疾病，例如甲狀腺機能下降(因為新陳代謝速度減慢)、糖尿病(影響身體對寒冷感覺及反應，血液循環也較差)，以及酒精及藥物如鎮靜劑(影響清醒程度及反應)，都會令有關人士增加患上低溫症的風險。

徵狀

輕微低溫症的傷病者會感到寒冷、身體發抖，交感神經反應會令心跳及呼吸加速，身體會製造熱量，希望體溫能夠回升。但是當低溫症發展至中度程度（體溫低於攝氏 32 度），身體器官開始未能正常運作，製造熱量的能力會減弱，傷病者開始變得不清醒，出現渴睡甚至意識混亂，心電圖會出現 Osborn J 波的變化（圖 4.6），這可能跟低溫症時，心臟肌肉細胞的鈣質流動有關。當體溫低於攝氏 28 度，身體器官功能下降，傷病者會陷入昏迷，停止發抖，心跳會變得很慢而弱，脈搏也可能感覺不到。由於這時的心臟會變得十分敏感，如果在這時粗暴地移動傷病者，可能會引致心室性纖維顫動。

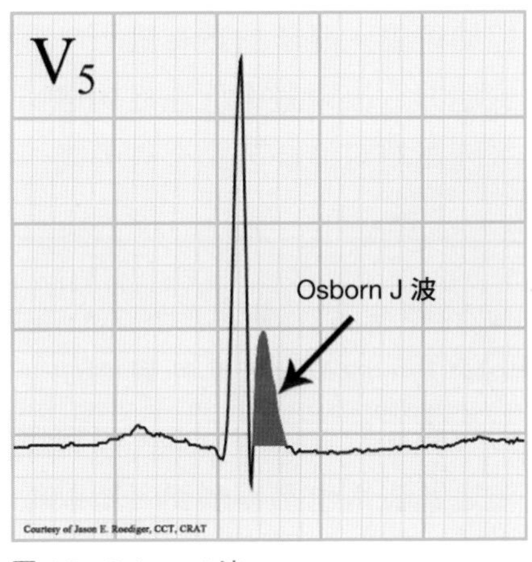

圖 4.6 Osborn J 波

處理

在野外環境是不容易量度中央體溫的，判斷低溫症的嚴重性及決定相關的治療方案需要按照傷病者的清醒程度、脈搏減慢程度及有否發抖等來決定。

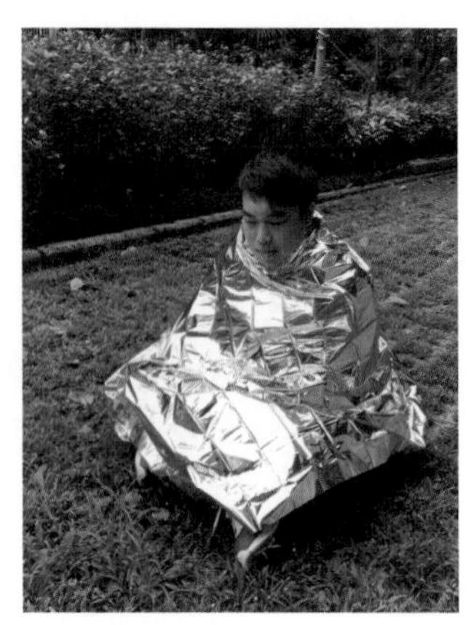
使用反光保溫毯

輕微低溫症的傷病者一般都可以透過身體產生的熱量而回復體溫，施救者只需要採用被動復溫法（passive rewarming），將傷病者移往可抵擋風雨的庇護地方，例如室內，並更換濕透的衣物，再蓋上毛毯或反光保溫毯，便已經足夠，如果現場沒有毛毯，可以就地取材，找尋可以覆蓋傷病者的東西，例如報紙，甚至讓施救者脱去外衣後，緊抱傷病者，借助施救者的體溫來協助他復溫。如果傷病者能夠飲食，可給予能夠補充高能量的溫暖飲品。但是在復溫的過程中，施救者亦要緊密監察傷病者，如情況轉差，應及早求醫。如果使用暖包或暖水袋協助復溫，應該放置在腋下、頸部及腹股溝這些有主要血管貼近皮膚的地方。出現嚴重低溫症的傷病者並不應立即浸溫水浴或用溫水沐浴，因為有可能會因為全身外圍血管突然擴張而引致血壓驟降。

遇上嚴重低溫症的傷病者，則要十分小心地處理，首先應儘快將傷病者移往溫暖的室內，避免太粗暴移動傷病者。為傷病者移除濕透的衣物時，用剪刀剪開是較理想的方法。由於傷病者的脈搏已經變得微弱而緩慢，即使是頸脈搏也不易觸到，所以檢查脈搏的時間一般建議多於10秒，胡亂為仍然有心跳的嚴重低溫症的傷病者施行心肺復甦法可能會導致心室性纖維顫動，要確定傷病者心跳停頓才可以施行心肺復甦法。如果傷病者惡化至心室性纖維顫動，在體溫過低的情況下，即使利用自動體外心臟去顫器（AED）也未能成功除顫，必須繼續進行心肺復甦法，爭取時間，儘快復溫後，按需要再決定是否需要除顫。一般中度及嚴重低溫症的傷病者都需要採用主動體內復溫法（active internal rewarming），因為只從體外復溫會讓身體表面的血管擴張，張開原來已經收縮的靜脈，令在原來停留在表面較冷的血液流回心臟，引致中央溫度不升反降（afterdrop）。

主動體內復溫法的原理是利用儀器將熱能直接輸入身體內，讓傷病者的中央核心溫度回升。可以是把氧氣或靜脈注液加溫後，讓傷病者呼吸氧氣或輸入靜脈注液；也可以利用透析方法，將加溫後的透析液注入胸腔或腹腔。較先進的方法是使用人工肺，將低溫症傷病者的血液，利用人工肺加溫後再輸回傷病者的身體內。但是這些較複雜的主動體內復溫法都是入侵性的，所以一般只會用於嚴重的低溫症病人。

被動復溫法	主動復溫法	
	體外	體內
轉移傷病者到室內	暖包或暖水袋	加溫靜脈注液
脫除濕透衣服	熱空氣或暖毯	加溫氧氣
穿更多乾衣服		腹部或胸腔透析
蓋上毛毯或反光保溫毯		人工肺

表 4.9　被動復溫及主動復溫的方法

一般市面上可購買到的小型保溫暖包，由於面積細小，對嚴重低溫症的傷病者幫助不大。美國軍方發展了一套低溫預防及處理套件（hypothermia prevention and management kit），是一件可以包裹全身的反光保溫套，內藏發熱製置，體積細小，方便攜帶。

預防低溫症

在寒冷天氣中預防低溫症的兩大原則，是減低熱量流失及增加熱量吸收。要穿著足夠而合適的衣服，衣服不一定厚即代表可以足夠保暖，最適合的衣物選擇是最外層是防水防風的衣物，減低因風對流或衣服濕透後所增加的熱量流失，但是坊間有些聲稱「防水」的外套都不是全防水，其防水能力可以分為「water resistant」及「water repellent」。Water resistant 是 100% 防水，可是透氣能力較差，water repellent 可說是抗水性，液體濺在外套上，會形成水珠再流走，但是遇上傾盆大雨，雨水一樣可以滲入內層。另一種客觀指數是「防水係數」，是指有關布料的抗水壓程度，以單日每平方毫米可承受多少毫米（mm）的水柱而不滲水為計算單位。數值越大，抗水性越高。係數 2,000mm 的外套，已經可以抵擋一至兩小時降雨量 30 毫米的雨；15,000mm 的外套更可以抵擋四小時降雨量達 100 毫米的大雨。

中層衣物作用為保暖層，按需要可以選擇羽絨或抓毛衣物，穿著多一層比穿厚一些更能保暖，因為兩層衣物中的空氣能夠成為一層有效的絕緣體，阻止熱能流失。至於內層則建議穿著排污質料的衣物，即使有汗流出，也不會讓人感到不舒服。

除了選擇合適的衣物外，在遇上極端嚴寒的天氣時，需要儘快找尋避難所。在室內沒有風對流的效應，四壁也可以防止熱能流失，所以在室內的溫度可比室外高攝氏 10 度以上。即使沒有建築物，也可以找尋可以避風雨的地方躲避，例如山洞。

增加吸收熱能方面，可以考慮喝溫暖的高能量飲品，例如熱朱古力，也要吃高碳水化合物的食物，補充身體需要。切勿喝酒，很多人都誤以為在冬天喝暖酒能使身體感到暖和一點，其實這樣跟喝一杯暖水沒有很大分別，反之，酒精會令身體表面微絲血管擴張，加快熱能流失，更會影響中樞神經系統的溫度調節中心。

凍傷

凍瘡

當外圍溫度不斷下降，加上保溫不足，身體血管會跟著收縮，在表面的細胞會因缺乏血液輸送而令細胞的溫度逐漸下降。當表面皮膚溫度跌至攝氏0度以下甚至會結冰，造成細胞死亡，繼而令組織破壞，形成凍瘡（frostbite）。凍瘡尤其出現在血管遠端及暴露的位置，例如手指、鼻尖及耳朵。由於血管收縮，在出現凍瘡前，表皮有可能變得蒼白及麻痺，即俗稱「蘿蔔仔」（frostnip）的情況，跟凍瘡不同，皮膚細胞並不會結冰，亦不會造成組織損傷。

凍瘡可以如燒傷按嚴重性分為三級。第一級的凍瘡是皮膚會呈紅色及感到麻痺，在復溫過程中患處會感到痛楚，一般皮膚復溫後不會留下永久傷痕；第二級的凍瘡是表皮組織開始受損，皮膚慢慢變得蒼白，但是皮膚仍然有感覺，在皮膚復溫後會出現水泡，即使復原也會留下疤痕。第三級的破壞深及至真皮部分，皮膚廣泛壞死，顏色也呈現灰黑色。有些指引甚至會加插第四級，即是在皮膚底下的肌肉和骨骼亦受破壞。

預防凍瘡的大原則是保持遠端血液循環，因為只要有血液灌注，就可以提供熱力，讓細胞不致結冰。預防措施包括：

- 維持身體體溫；
- 避免使用可以令血管收縮的藥物，例如抗組織胺藥物；
- 避免身體直接暴露於寒冷環境；
- 穿著足夠的保暖衣物，但是衣物不可過緊，以免影響血液循環；

- 補充足夠的食物和水分；
- 在極高的地方（高於 7,500 米），需要使用輔助氧氣，支援細胞氧氣供應；
- 保持足夠的運動量。

如果感到手指、腳趾、鼻尖或耳朵出現麻痺，應該儘快檢查患處有否出現凍瘡，及早治療。在野外出現凍瘡，需要考慮患處解凍後會否有可能再面對寒冷環境而造成再次凍傷（refreezing injury）的危險，因為再次凍傷可以引致更嚴重的創傷，如有機會再面對寒冷環境，可能需要考慮到達適合的地方才開始解凍。

如果解凍是可行的，可以將患處浸入溫水中，施救者應緊記先測試水溫才讓傷病者使用，不要在暖爐或火爐上直接解凍，以免造成燒傷。如果沒有溫水，可以考慮將患處，如手指放入腋下用體溫協助解凍。傷病者可以使用撲熱息痛或非類固醇性消炎藥（NSAIDs）來止痛。不要以摩擦來為患處解凍，以免對患處造成更大損傷。如患處出現水泡，切勿刺穿，以免傷口受細菌感染。所有凍瘡傷病者應儘快就醫治療。

戰壕腳

跟凍瘡不同，戰壕腳（trench foot）並不需要氣溫低於冰點才會出現。當環境的氣溫下降，四肢的微絲血管會收縮，阻礙血液循環，尤其是對足部的影響更甚，足部會變得冰冷及發脹，感覺麻木，步行困難。如果足部護理不理想，足部輕微的傷口在濕冷的環境下容易受到細菌感染，傷口感染不斷惡化，最終足部組織壞死。在第一次世界大戰時，士兵需要長時間躲在戰壕內，不能護理足部，引致足部潰瘍，甚至需要截肢，因此命名「戰壕腳」。

預防戰壕腳的最佳方法是給足部保溫及維持乾爽，更換濕了的襪子，也可以使用爽身粉。如果發現足部有傷口，需要及早護理，避免傷口受到細菌感染。如果傷口已經有發炎徵狀，更需要及早求醫，加強傷口護理，配合抗生素治療，以免傷口惡化。

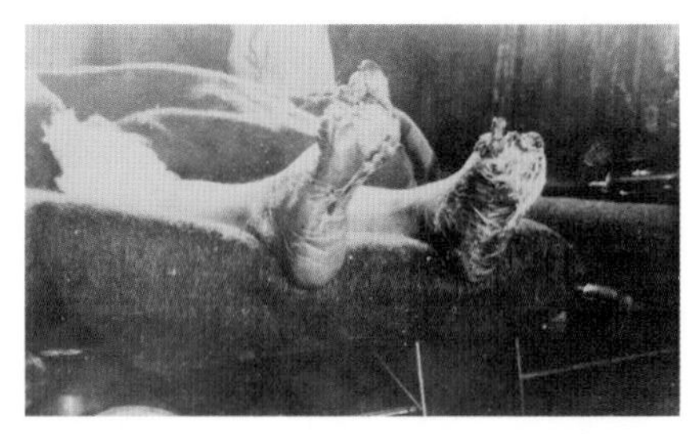
戰壕腳

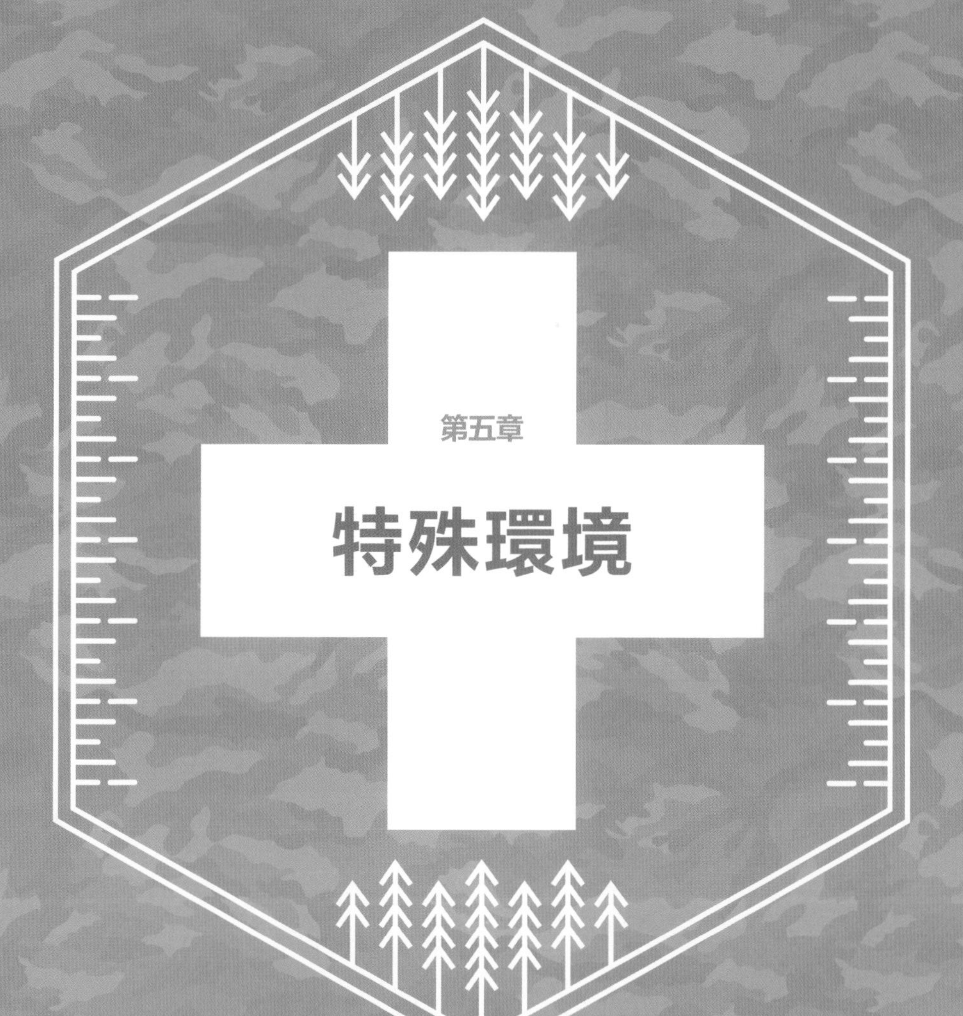

第五章

特殊環境

沙漠

沙漠是世界上一個氣候極端的地方，生存環境十分惡劣，如果沒有足夠合適的裝備，人類不可能長時間在沙漠上活動及生活。世界上有名的沙漠包括在非洲橫跨多國的撒哈拉沙漠（Sahara Desert），撒哈拉沙漠的面積超過九百萬平方公里，是除了南極和北極以外最大的荒漠；另一個是中國的戈壁沙漠（Gobi Desert），在中國絲綢之路歷史發展上有一定的地位，其面積亦達一百三十多萬平方公里。

一般沙漠都是人跡罕至，但是近年來不乏在沙漠舉行活動，其中以撒哈拉沙漠馬拉松最為愛好挑戰自我的人士所嚮往，此比賽需要參賽者在七天完成 250 公里的沙漠行程，殊不容易。計劃在沙漠上參加長時間活動的人士，必須了解沙漠上潛在的問題，作出相應的準備，減低危險。

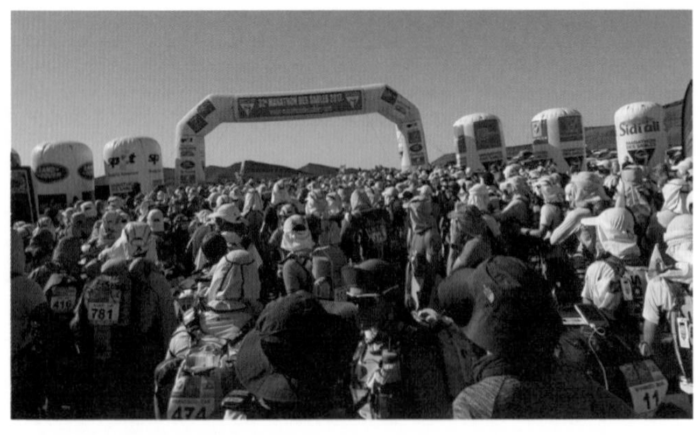

撒哈拉沙漠馬拉松

克服天氣

很多人認為沙漠是一個酷熱的地方，但是這只反映了事實的一半。在白天太陽高掛的時候，沙漠的天空沒有雲層遮擋，陽光直接照射在地面，地面吸收了陽光所有的熱能，溫度可以超越攝氏60度。在沙漠上最適宜活動的時間為大清早及黃昏，那時候的溫度較為令人感到舒適。在暴曬的中午，應該找有遮蔭的地方休息，減少水分過量流失，也要使用合適的防曬油。但是當進入黑夜，由於沙漠上缺乏水源，令天空上雲量也較少，保存溫度的能力有限，所以沙漠在日落後，沒有雲層的保護，地面的熱能會經輻射迅速流失，溫度會急跌，甚至會低於攝氏0度，所以夜間要有適當的禦寒裝備，例如足夠的衣物或建立營火等。

此外，雖然沙漠地帶的雨量非常有限，但是偶爾也會發生大雷雨，尤其如果有海洋性的潮濕空氣吹入內陸，大量雨水在短時間積聚，湧進河床，如果察覺不到潛在的危險，逗留在低窪地方，突然出現的洪水可能會把人沖走。

尋找水源

在沙漠上尋找水源殊不容易，所以必須儘量減少身體水分的流失，避免在陽光直接照射下活動，日間應找有遮蔭的地方休息，並穿著通爽的衣服減少身體因流汗而失去水分。晨早的露水，雖然能收集的分量可能不太多，但是在水源稀少的情況下，也是一個可行的方法，但當日出以後，露水會迅速蒸發，所以必須把握短暫的時間，儘快收集露水。

雖然沙漠地帶看似滴水難求，但是其實也可能有地下水，可以嘗試在低地或乾涸的河床搜查，找尋石塊底下，莖內中空的植物內有沒有水。如果發現看來較濕的泥土，更可以嘗試向下發掘，有可能找到藏在下面的珍貴水源。

另外可以留意附近有沒有植物存在或動物出沒的蹤影，一般牠們都在有水源的地方較容易找到。沙漠上的植物亦可算是水的來源之一，仙人掌及龍舌蘭（agave）都是在沙漠地區可以找到的植物，其葉莖都儲藏了不少水分，但是部分仙人掌的汁液含有毒素，雖然不會致命，但是飲用後會感到不適，除了在北美洲沙漠地區容易找到的胭脂仙人掌（prickly pear/nopal）及桶仙人掌（barrel cactus），它們沒有毒，可以將刺除去後，吃它們的莖，那是不錯的食物及水來源。同樣地龍舌蘭的品種很多，在北美洲一帶的龍舌蘭大多是無毒的，可以食用，墨西哥人更利用當地的龍舌蘭製酒──龍舌蘭酒（Tequila），但是在中國的龍舌蘭品種，有些是有毒的，其葉的汁液含有草酸鈣（calcium oxalate），皮膚接觸後可以引起皮膚炎，如果服下會出現舌頭、口部與唇部麻痺和灼熱感覺，舌頭或唇部脹大，更會引致噁心、嘔吐、肚痛及肚瀉，所以不可隨便飲用。

沙塵暴

沙漠上的空氣由於在日間吸收不少太陽的熱能，令空氣不斷流動，這種空氣的流動可以造成風，甚至暴風，將沙漠上的沙吹起，混在風內一起吹，形成沙塵暴（sandstorm）。在沙漠發生的沙塵暴風速可以超過每小時 120 公里，所以對在沙漠上活動的人士構成極大的危險。暴風吹起的沙塵可以覆蓋整個天空，讓白天變成黑夜一樣，吹起的沙粒也會令人無法張開眼睛，沙塵吹進呼吸道可以造成呼吸困難，不能繼續行程。

如果發現遠處有沙塵滾起，視野朦朧，有可能沙塵暴正在遠方逐漸逼近，應該儘快找尋可以避難的地方，例如室內或堅固的營幕。如果沙塵暴來臨前找不到避難所，應該立即帶上護眼罩，並用毛巾蓋在口鼻上，避免沙粒吹入眼睛、鼻孔或口腔內。如果附近有較大型的石塊，也可以依靠在石塊的背風面擋風。雖然沙塵暴可維持多達數天，但是大多在數小時內結束，沙塵暴過後，沙漠的地形可能會有所改變，在尋找離開的路線時要特別留意。

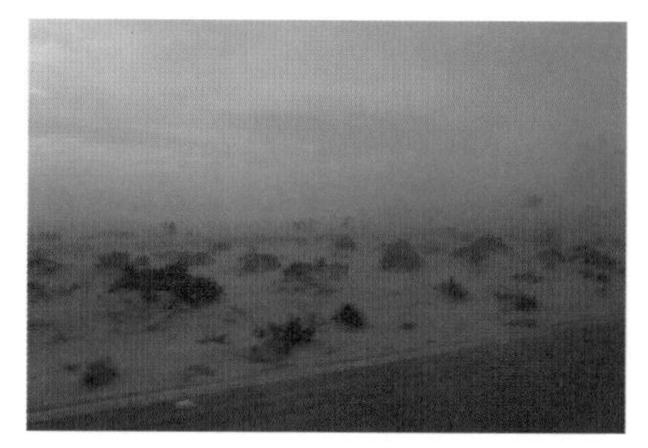
沙塵暴

流沙

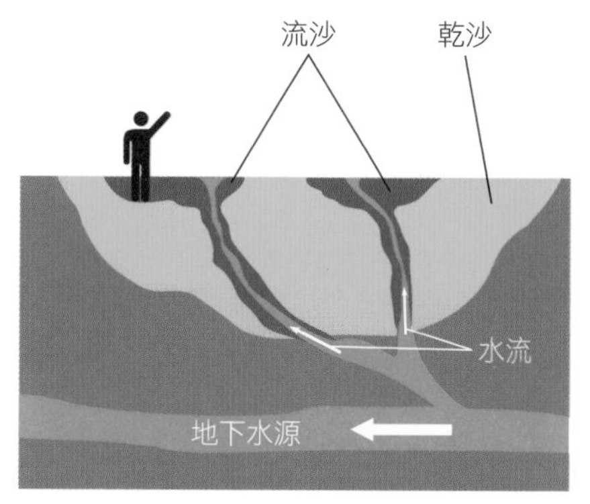

圖 5.1　流沙的成因

當沙漠上出現地下水源，而水源流向地面，但是流量不足以形成水池，便只會和沙混合成一團不能承托重量的濕沙，即是流沙（quicksand）（圖 5.1）。有時流沙會覆蓋在一層乾沙下，令人不知暗藏的危險，當人踏上流沙，便會陷入沙中，隨流沙向下沉，越是掙扎，向下沉的速度越快。一般人都以為人困在流沙中會沒頂而窒息死亡，但根據研究，當身體下沉至胸部，流沙已經可以產生足夠的浮力阻止身體繼續下沉，但是如果受困者未被發現而及時施救，長期被困亦可能引致脫水等問題，最終對生命帶來危險。

流沙可能不易被察覺，如果附近有水源，流沙出現的機會也會增加，地面上片現漩渦形的紋，甚至有水滲出，也有可能代表流沙正在你的面前。如果不慎被困於流沙，絕對不要驚慌，胡亂掙扎只會令自己繼續下沉，應該將身上的背囊及其他重物拋開，看看可否將腳由流沙中拔出，再向後返回安全地方。如果不能拔出雙腳，可以嘗試仰臥在流沙上，讓身體的重量分佈在較大的範圍，減慢下沉速度，再嘗試用背泳方式慢慢游回安全地方，在旁邊的人士可以利用行山杖或樹枝等物件協助受困者離開流沙。

海市蜃樓

海市蜃樓（mirage）是由於溫度不同，密度不一樣，令光線穿過時產生不同的折射率所致（圖 5.2）。在沙漠上，太陽將空氣的溫度升高，令光線折射，猶如把遠方的物件從地平線放在高處，我們從遠方看起來，會覺得它們的距離跟我們近了很多，甚至一些遙遠的目標物，在正常的情況下應該是看不見，但是在海市蜃樓的影響下，也可以出現在眼前。其實在炎夏的季節，在高速公路上看到一些類似水影在路上，也是跟海市蜃樓同一物理原理。

在沙漠上遇上海市蜃樓的最大危險是令我們錯判目標物的距離，不必要地浪費體力，尤其是在沙漠上迷失方向，脫水缺糧時，人們遇上海市蜃樓，往往會不顧一切，衝向假的影像，反而令生存獲救的機會減低。所以在沙漠上看見遠方有目標物，但懷疑是海市蜃樓，首先不要急著衝向目標物，可以找一處至少 3 米高的位置再觀察，便可以分辨出這個物件是否浮在空中，不是與地面連接的海市蜃樓。另一個方法是等待黃昏到來，當氣溫下降，海市蜃樓便會消失。

如果不幸在沙漠中迷路，是非常危險的事情，沙漠上的地形可以經風沙影響而改變，加上可能出現的海市蜃樓，令求生倍加困難，迷路人士必須保持鎮定，儘量在惡劣環境下，克服天氣，找尋水源，再利用尋找方向的方法（詳見第二章〈救助要點〉），或等待救援。

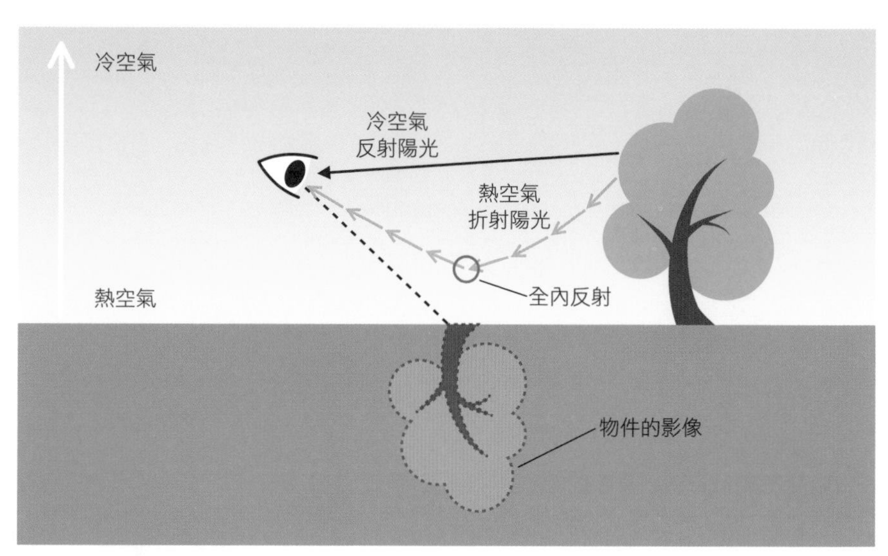

圖 5.2　海市蜃樓的原理

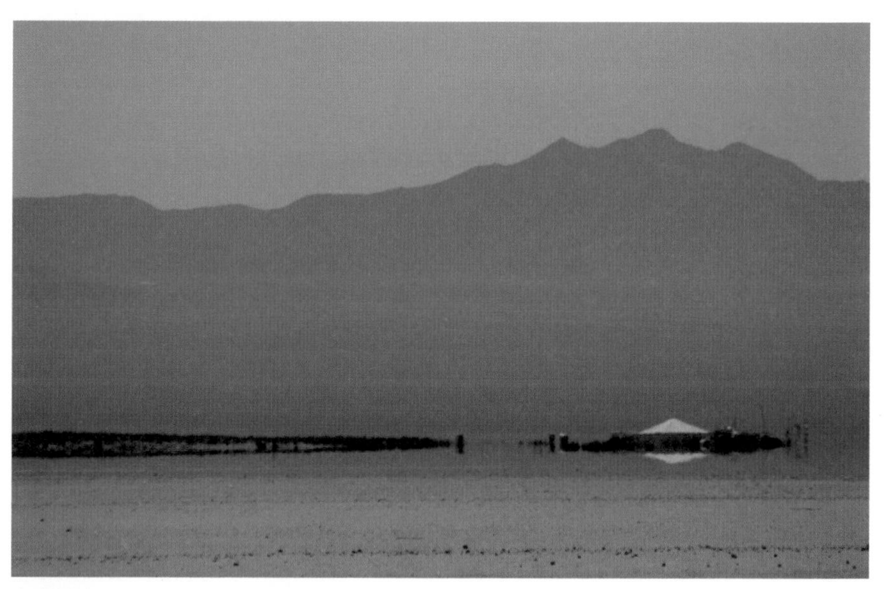

海市蜃樓

熱帶雨林

雖然世界上熱帶雨林的面積不斷減少，但是在馬來西亞及南美亞馬遜區域仍然有一大片熱帶雨林。熱帶雨林不是香港人熱門的野外活動地方，但每年世界各地都有不少人士前往熱帶雨林。身處雨林內，樹木高而茂密，使我們不易看到遠方的目標物，容易迷失方向。熱帶雨林內充滿不同種類的動植物，但是要找尋食物也不是想像中那麼容易，甚至有兇猛野獸出沒，對人類構成危險。

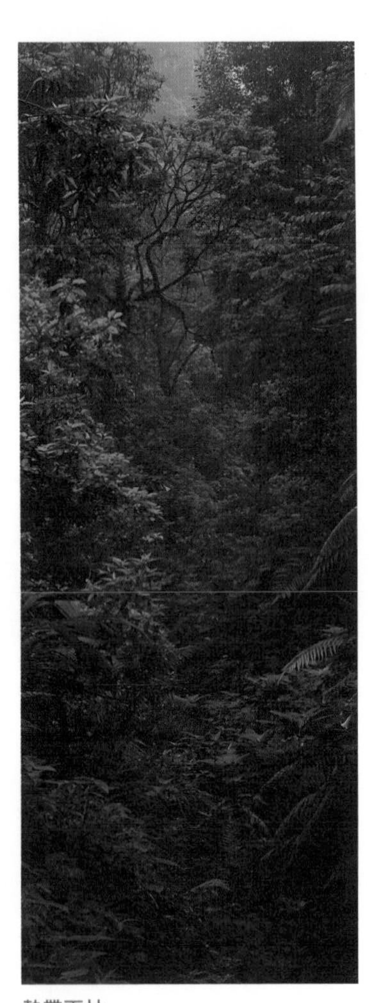
熱帶雨林

水源及食物

雖然在熱帶雨林內水源較多，找尋水應該不太困難，但是要確保水源清潔及安全又是一番學問。最可靠及安全的水源是雨水，由於熱帶氣候，驟雨在熱帶雨林經常出現，只要取出容器收集雨水即可。亦可以將容器藏在地下，在上面覆蓋一塊大膠紙，在中間製造一個小孔，讓收集的雨水流入容器。在河流取水通常都被認為是安全的方法，只要河水清晰，不是泥黃混濁的話，一般都是可靠的，較少機會受污染。但是即使河水是流動，也可以帶有一些微生物，如阿米巴變形蟲（amoeba），甚至在香港亦曾發生行山人士因為飲用山澗水而感染阿米巴變形蟲。如果能夠生火，煮沸後才飲用就最安心。

熱帶雨林裡有很多不同種類的植物及果實，十分容易找到食物。但不是所有植物都可食用，求生人士要使用「普遍可食性測試」來確定該植物是否可食用（詳見第二章〈生存要素〉）。

避難所

熱帶雨林的天氣變化常常令人感到煩惱，因為暴雨經常出現，即使大雨過後，環境的濕度仍然很高，令人渾身不舒服。而且日照亦可能因為被植物遮蔽，周圍環境可以很快黑暗起來，所以在熱帶雨林逗留需要及早預備臨時避難所，確保入黑前有棲息的地方。有效的臨時避難所能夠使求生人士避開濕透的地面，甚至地面生物的騷擾。選擇搭建避難所的地方最好是鄰近水源，方便取水，但是也不建議太接近河流，否則突然出現的豪雨可以引致洪水氾濫，造成危險。一般建立暫時避難所都是就地取材，收集樹枝及樹葉搭建而成，為了避免晚間被野獸騷擾甚至襲擊，需要在營地生火並保持至日出，借助野獸害怕接近火的習性來保護自己。

水蛭

水蛭（leech）是熱帶雨林內一種令人討厭的生物，牠的正式學名是螞蟥，是一種雌雄同體的環帶綱生物。水蛭會在人不知不覺的情況下，爬到人的身上，跟著咬穿皮膚吸血。水蛭的唾液含有麻醉作用，人被咬後也不會覺得痛。另外唾液中也含有抗凝血成分，讓牠吸血時血液不會凝固，但是被咬的傷口可能需要較長時間才能止血。雖然牠吸取的血量並不足以令人不適，其唾液也不帶有病菌或其他毒素，但是被水蛭咬後傷口不停滲血，確實令人煩惱。很多人都誤以為水蛭只會生活在淡水流域，但是其實在陸地上濕潤的地方也可以找到牠們的蹤影，同時也不是所有水蛭都會吸血。

坊間教導使用鹽、醋，甚至用燃點的香煙去移除水蛭都是不正確的，水蛭受刺激時會收縮及嘔吐，容易引致傷口繼發性感染，強行拉扯亦會令傷口變得更嚴重，更難止血。我們可以用指甲或信用卡從兩旁撬開水蛭的吸盤，然後移除水蛭。傷口經清洗後再用直接壓法止血，止血的時間可能需要數小時（詳見第八章〈野外常見創傷與出血〉）。另一個比較消極的方法就是讓水蛭繼續吸啜血液，牠吃飽後便會自然脫落。

預防水蛭的方法包括把上衣穿套入褲子內，不要隨便倚靠在樹旁，休息時最好找尋有陽光的乾爽地方，因為水蛭需要在潮濕的地方才可以生存。穿著防水蛭腳套（leech socks），腳套會把腳包套著直到膝部，可以防止水蛭從鞋爬入腳內。

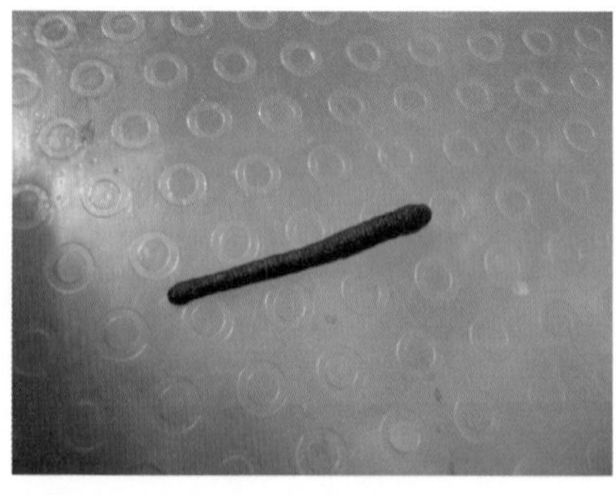
水蛭

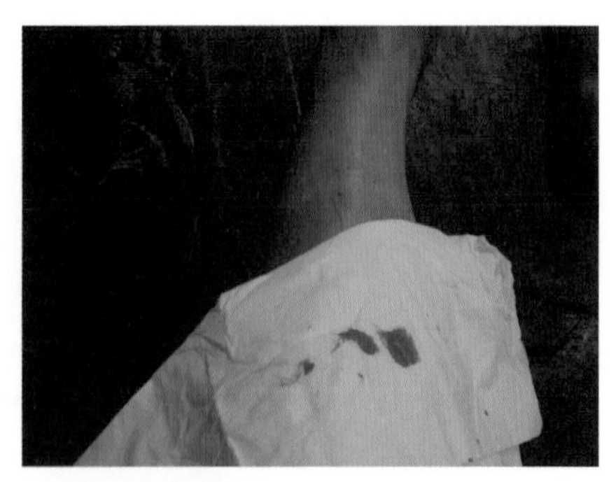
被水蛭咬後的傷口

洞穴

洞穴探險是一種十分刺激的陸上活動，探險人士在狹窄而黑暗的洞穴內探索，除了考驗體能外，意志力也十分重要。洞穴探險的意外可以是由於失足而引起各種創傷（詳見第八章），亦有可能是發生地震或山泥傾瀉，令洞穴倒塌，堵塞出口。突然發生的山洪暴發也可以令地下河在短時間內水位暴漲，令探險者被困於洞內。最為人熟悉的個案是 2018 年 6 月發生在泰國清萊府睡美人洞（Tham Luang cave）的少年足球隊受困事件。要避免意外發生，需要在探險前作好準備，了解洞穴內的情況及緊急逃生路線，另外選擇適合的裝備，包括衣物、頭盔、頭燈，以及後備電池等。此外，在出發前也應該留意天氣預報，決定是否適合行程。

如果不幸被困在洞穴內，應保持鎮定，掌握求生的要素，靜候救援人員拯救。

空氣

空氣是生存最重要的元素，在一般情況下，洞內應該有足夠的空氣。但是如果洞穴深入地底，或被洪水封閉，空氣中的氧氣量可因被困者呼吸消耗而降低。同時，從呼吸中排出的二氧化碳積聚下來會令被困者身體內二氧化碳量升高，中樞神經系統被抑制而感到昏昏欲睡。所以在空氣流通情況不明朗時，被困者應該避免過量的活動，減慢洞內氧氣的消耗，延長可以支持生命的時間，等待救援。

水源

如果洞穴內有地下河之類的水源，找尋食水便不太困難。即使在缺乏消毒設備下會有感染的風險，但是在權衡脫水風險的輕重下，除非水有顏色或異味，仍然是較適合飲用的。另外，要留意有沒有水滴由洞頂滴下來，這些經泥土過濾的地下水也是一個不錯的水源選擇。

保溫

不要小看保溫的問題，洞穴內的溫度一般較洞外為低，可以帶來低溫症的風險（詳見第四章〈低溫症及凍傷〉）。在洞穴內發生低溫症是會影響生存機會的，尤其是穿越地下河後全身濕透，應該脫下已濕的衣服，更換乾爽的替換衣服。如果沒有衣服替換，也應把濕透的衣服除下來儘量扭去水分，再穿回身上，借助身體的體溫將衣服弄乾。在洞穴內生火理論是可以幫助身體保溫，但是在潮濕的地方，缺乏資源，生火殊不容易；在封閉的地方生火也會加快氧氣消耗，在缺乏氧氣下進行燃燒，有可能製造出一氧化碳，被困者吸入過量一氧化碳，可以引致一氧化碳中毒，影響身體血液運氧能力，危害生命。

傳染病

洞穴內的蝙蝠可以是傳播疾病的元凶，包括狂犬病（rabies）、組織漿菌症（histoplasmosis）及馬爾堡出血熱（Marburg hemorrhagic fever）等，其中組織漿菌病又名洞穴病，是一種由真菌引起的疾病。莢膜組織胞漿菌（*Histoplasma capsulatum*）是引起此病最常見的真菌，此真菌非常適合生長在洞穴內黑暗而濕潤的環境，蝙蝠的排泄物更可以令真菌加快繁殖，傷病者吸入真菌孢子可以引致肺部感染，嚴重傷病者可併發至呼吸衰竭。另外，如果洞穴內有老鼠出沒，牠們也可以協助傳播鉤端螺旋體病（leptospirosis），傷病者會出現發燒、頭痛、肌肉疼痛及眼睛充血等病徵（詳見第九章〈其他野外傳染病〉）。

黑暗恐懼

被困的時候，求生者往往要面對恐懼的壓力，尤其周圍漆黑一團，所以切忌一個人行動或讓任何人單獨留下。在不知道何時能夠獲救下，應該儘量保留電池電力，大家輪流開啟電筒，甚至間歇地全部關掉，令燈光可以維持得更長久。同伴互相鼓勵也是非常重要，利用正能量克服恐懼。

即使獲救後，部分曾被困人士可能仍然未能克服恐懼，患上所謂的創傷後綜合症候群（post-traumatic syndrome），傷病者會出現精神緊張、不能集中精神、記憶能力下降、失眠，甚至性情大變等症狀，傷病者有時候需要很長時間的治療才能康復。

暗適應及光適應

當我們停留在黑暗的地方，眼睛會開始慢慢提高對光的敏感度，讓我們可以在缺乏光的情況下，仍然能夠看到周圍環境，此為暗適應。視網膜上有兩種不同的感光細胞：桿狀細胞（rod cell）及錐狀細胞（cone cell），桿狀細胞主要負責較暗及黑白的視覺，錐狀細胞則負責較光及色彩的視覺。在進入黑暗的地方，桿狀細胞會分泌視紫紅素（rhodopsin），讓視網膜對光的敏感度增加，令我們的視力回復。

如果長時期逗留在黑暗的地方，眼睛已經完全適應黑暗環境，一旦突然回到正常光源的地方，眼睛會來不及適應，情況如同我們舉頭望向太陽一樣，短暫失明。所以在獲救離開洞穴前，需要保護眼睛。可以戴上護目鏡，甚至用衣物蓋上眼睛，直至到達可以控制燈光明暗的室內，才移除保護物。

雪地

在海拔高的地方，由於陽光的熱能首先被海洋及地面吸收，剩餘可以反射上高山的能量不多，加上高山上空氣稀薄，氣壓較低，空氣粒子需要吸收多一些能量才足夠在較大的空間活動，因此海拔越高，溫度越低。至於在兩極地帶，陽光在較接近地面的角度射入，令可以被地面吸收的能量減少，所以這些地方的氣溫一向偏低，甚至可能長年積雪。在沒有足夠及合適的裝備下前往這些地方，熱量流失可以引致低溫症及凍瘡等健康問題（詳見第四章〈低溫症及凍傷〉），所以在雪地上求生的首要事項是保溫。除此以外，雖然在嚴寒的環境下，遇上凶猛的野獸機會不大，但是因應雪地的特殊狀況，要在雪地求生也要作相應的調整。

保溫

要在雪地生存，必須保持身體的熱量，減少流失，儘快挖造一個雪穴可以為求生者提供一個臨時避難所，雪穴可以有效阻擋冷風，減少因對流而流失的熱量。要留意在雪穴內預留小通道以維持空氣流通。如果有樹木被半埋在積雪內，亦可以在樹的周圍挖掘，建造臨時避難所，一來在樹幹附近的雪通常較鬆散，容易挖掘，二來在較上方的樹枝，可以成為天然帳篷，阻擋風雪（圖 5.3）。

避免穿著已弄濕的衣服，因為這只會令失溫加快。相比起穿著單一層厚衣物，衣物層數越多保溫能力越高，因為衣服層中間的空氣是一層不錯的隔溫層。如果可以，生火是一個有效的保溫方法，但是要留意空氣是否足夠流通，否則會製造一氧化碳，引致中毒。

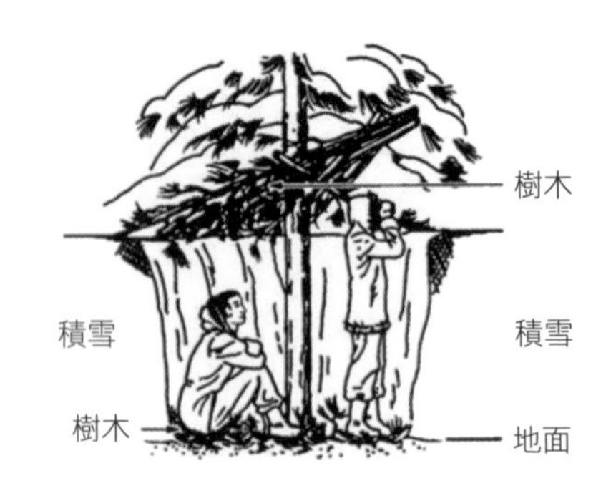

圖 5.3 利用被雪半埋的樹作臨時避難所

食物及水源

不要直接食用雪來攝取水分，因為雪需要吸收熱能才可轉化成水，因而令身體失去更多熱量，應該先把雪溶成水才飲用。較理想的方法是生火，如果不能生火也可以考慮利用體溫將雪溶解，但是可能會面對低溫症或凍傷的風險。一般坊間誤以為飲用酒精飲品可以保暖，但是由於酒精可令皮下的血管擴張，雖然皮膚紅紅的好像溫暖起來，可是這樣只會令身體的熱量流失加快，適得其反。

在冰天雪地的環境下找尋食物並不容易，一些在寒冷地方生長的地衣或苔蘚都可以考慮用作充飢。另外，由於冰的密度較水為低，所以在冰封的海面或湖面下可能有水，甚至魚類出沒，可以嘗試在冰面挖一小洞作冰釣，如有需要，也可能要嘗試捕獵一些在附近出沒的小動物作為食糧。

雪地上隱藏的危險

在雪地或冰面上行走有不少的潛在危險。由於積雪鬆軟，在雪地上行走時兩腳容易嵌入雪內，寸步難行。我們可以就地取材製造雪鞋，由於雪鞋可以將體重分散在一個較大的平面上，相對產生的壓力較小（壓力＝重量／表面積），令腳沒有那麼容易嵌入雪內。最簡單的方法就是找尋一些樹枝，把它們交叉編織成一塊網，再將鞋子固定在上，一雙臨時雪鞋便完成。

另外，積雪可以完全覆蓋底下的地形，一不小心可能會墮入山縫，而在冰面上步行，如果不慎踏在薄冰上，也有機會墜入冰下的水內，造成危險，所以在這種地域行走時要千萬小心，切忌心急，要慢慢試探後才踏出下一步，利用行山杖來探路是一個不錯的選擇。如果不慎由薄冰跌入冰水中，應該保持鎮定，控制自己的呼吸，解除身上的束縛物如背囊，並儘快游回冰面，避免在水中停留太久，引起低溫症。如果上水時遇上困難，同伴可以俯臥在冰面上，利用繩、樹枝或行山杖等把他拉回冰面。

遇上惡劣的大風雪情況下，四周的環境，包括天空及地面，全都變成白色一片，令求生人士分不清方向及天地的分野，這種情形叫做

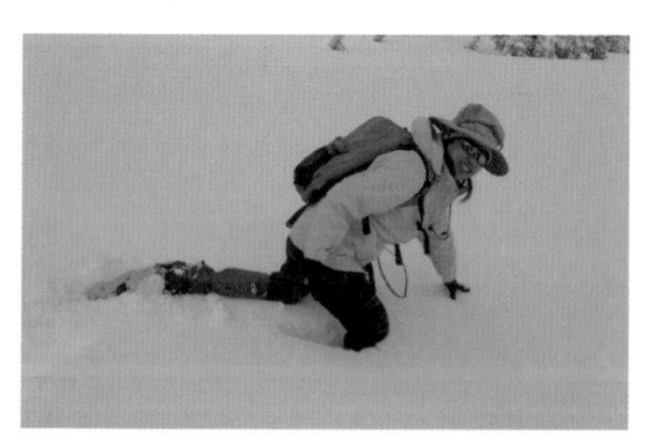

在鬆軟的雪地行走，腿部容易嵌入雪內。

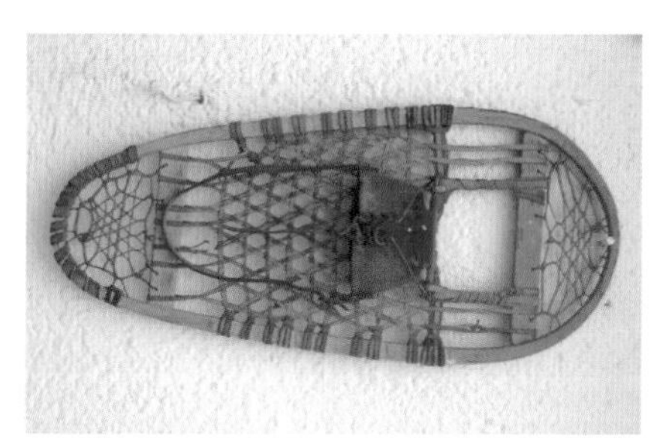

自製臨時雪鞋，可用樹枝取代中間的繩索，然後用繩把鞋固定在臨時雪鞋上。

白化（whiteout）。白化可以對求生者構成重大的威脅，求生者很容易迷失方向，找不到庇護地方而失救，所以在天氣不穩定的環境下，不宜輕率離開避難的地方。

雪崩

雪崩（avalanche）意外往往造成嚴重傷亡，由於雪崩發生的時間很短，在雪崩出現才嘗試逃生，能夠成功逃離的機會不大，所以最理想是及早警覺，遠離有雪崩危險的地域。

有雪崩危險的情況包括：

- 斜度較高的山坡：在這類型山坡上的雪較不穩定，容易塌下來；
- 剛剛下完大雪：新雪一般比較鬆軟，支持力不足；
- 因風向而令積雪增加的山坡（wind-loaded slope）：積雪累積太厚，令在下方的雪不能承受；
- 可以被太陽照射的山坡：雪被陽光融化，容易鬆脫；
- 附近樹林有曾被雪崩破壞的跡象：曾發生雪崩的地方，再發生雪崩的機會也較大。

如果必須前往有雪崩危險的山坡，應選擇較高的路線，例如山脊，即使發生雪崩，在較高的地方，沒有雪不斷加入，雪崩的幅度也較小，危險性也減低。如果聽到不正常的破裂聲音，有可能是雪崩的聲音，代表雪崩會很快發生，應該儘快撤離。如果不幸遇上雪崩，應該立即卸除身上的重物，如背囊，並向兩旁逃生，因為在雪崩中間的雪一般都會流動得較快。萬一未能逃離，可以嘗試抓著一些如樹幹或大石塊等的固定物，免被雪崩沖走，但是遇著大型雪崩，這些固定物仍然可能一併被沖走。如果被雪崩沖走，需要如游泳般儘量把自己帶到雪面，避免被雪活埋，萬一不幸被埋在雪堆下，應嘗試在面部前面挖出一個空間——空氣袋（air pocket），希望僅餘的空氣足夠支持到救援人員到達，並嘗試將手向上伸，最理想的情況是手能夠冒出雪面，讓救援人員察覺（圖 5.4）。根據外國經驗，雪崩的遇難人士如果能及時製造空氣袋，生存機會可大大增加。

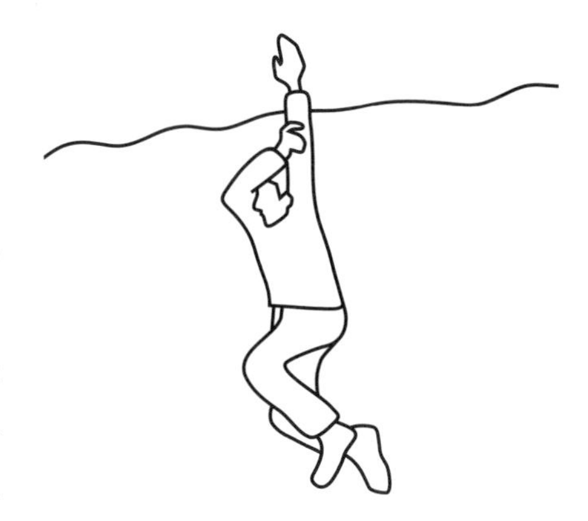

圖 5.4　雪崩活埋自救法

雪盲

雪盲（snow blindness）是一種很容易被人忽略的問題，但是這些可以預防的情況，往往就是影響求生人士能否生存的重要元素。當陽光照射在雪地上，由於是白色的關係，陽光不能被吸收，差不多全部被反射，射向眼睛。如果沒有適當的保護，如護目鏡等，眼睛的角膜會被紫外線灼傷，造成光角膜炎（photokeratitis），俗稱雪盲。傷病者的眼睛會感到劇痛，猶如有異物入眼，不停流眼水，眼睛不能張開。因為視力受損，嚴重可致暫時失明，令求生者寸步難行，直接影響他們的求生機會。

在缺乏適當的治療藥物下，例如含止痛藥成分的眼藥水等，在野外治療雪盲是非常困難。最好的處理方法就是預防，使用雪地用的護目鏡能有效減低紫外線照射入眼睛，避免造成雪盲，但是如果沒有護目鏡，可以找一塊布條或葉片，在中間切開一條裂縫，再蓋在眼睛上，也能保護眼睛。

第六章

天氣環境的變化

遇溺

根據外國統計數字，全球每年大約有50萬人死於遇溺。而根據衛生署在2019年發表的《香港遇溺個案報告》，引致遇溺高危的行為包括：

- 在惡劣天氣下進行水上活動；
- 單獨進行水上活動；
- 在沒有救生員的情況下游泳；
- 在進行水上活動前飲酒；
- 在進行水上活動前服食毒品。

要預防遇溺，活動人士要避免空肚或剛吃飽後立即下水，如果身體感到不適或服藥後也應該暫停水上活動。除了在海上，在野外地方也可以發生遇溺意外，多數發生在溪澗瀑布區域。活動人士嘗試從高處跳入水潭中尋求刺激，但是跳躍動作不當或水池深度不足，往往造成頭部或頸椎受傷，引致昏迷或四肢癱瘓，最後導致遇溺。野外環境比較複雜多變，細水長流的溪澗，可在短時間內變為激流；平靜的海面，風雲變色下也可以變為驚濤駭浪。在這些惡劣的環境下，即使懂得游泳，也未必可以輕易脱離險境，所以在野外必須保持警惕，如有需要，及早登岸或遠離急速的水流。

當人遇溺時，會感到極度驚慌，不斷掙扎及嘗試將頭伸出水面，亦會閉氣以避免將水吸入肺部，直至力有未逮，不能呼吸。窒息可以是由於水流入肺部（wet drowning，濕性溺水）或引起喉部痙攣，即喉部附近的肌肉抽搐，封閉氣道，令空氣不能進入肺部進行氣體交換（dry drowning，乾性溺水）。在缺氧的情況下，心臟會停頓，導致死亡。即使遇溺生還者，也有可能出現不同的併發症：

- 水吸入肺部可以引致肺炎。另外肺氣泡內的表面活性物質（surfactant）被吸入的水沖走，導致急性呼吸窘迫綜合症候群（acute respiratory distress syndrome），或稱二次溺水（secondary drowning），傷病者一般會於遇溺獲救數小時後才出現呼吸困難，血氧下降等情況；
- 缺氧會導致大腦細胞死亡，令生還者出現不同程度的神經系統缺陷，包括失憶、癱瘓，甚至長期昏迷；
- 如果遇溺者長時間浸在冰冷的水中，可能引致低溫症（詳見第四章〈低溫症及凍傷〉）。

遇溺的誤解

以往，遇溺可以分為淡水遇溺及海水遇溺兩類。一般認為淡水遇溺時，由於淡水的電解質如鈉較少，所以滲透壓（osmolarity）較低，淡水吸入肺部後會進入血液，影響身體電解質濃度及增加血液的容量，令心臟負荷加重；相反海水遇溺時，因鹽分吸水，海水吸入肺部後，肺部便好像海綿吸滿水一樣，造成急性肺水腫，妨礙氧氣在肺部交換。但是較近期的研究發現淡水遇溺和海水遇溺者的肺部所受的影響分別不大。

亦曾有學說認為在冷水中遇溺，可以增加生存機會，因為新陳代謝在寒冷的環境中減慢，身體對氧氣需求減低，令遇溺者在缺氧的情況也可以支持長久一點。但是現代的理論認為遇溺至死亡的時間可能並不足夠令新陳代謝減慢至產生保護作用。

遇溺急救

如果不幸遇溺，首先必須保持鎮定，切勿慌張地向周圍亂抓，消耗體力。面部應該向上，並嘗試緩慢地把雙手向外撥水，雙腳踏水以輔助浮水（圖 6.1）。遇溺者也可以將身體仰浮來保持體力，大聲呼救，等待救援。如果附近有浮水物件，可以捉緊協助浮水。即使身上有救生衣，沒有即時遇溺的問題，但是長時間浸在水中，也可能有低溫症的風險，可以使用 H.E.L.P.（Heat Escape Lessening Posture）的保溫姿勢減低身體直接接觸水的面積，讓失溫速度減慢（圖 6.2）。如果多人同在水中，可以緊抱在一起，儘量保持熱量。

如果發現有人遇溺，而自己沒有接受過正統的拯溺訓練，切勿輕易下水拯救遇溺者。即使有拯溺經驗，在現場惡劣環境下，例如山洪暴發、大風大浪等，實在也不宜直接下水救人。如遇溺者接近岸邊，施救者可以俯臥在地上，以樹枝、行山杖等物品嘗試讓遇溺者抓住，再拉他回岸邊，但是如果遇溺者遠離岸邊，可以將一些可浮水物件拋向遇溺者。

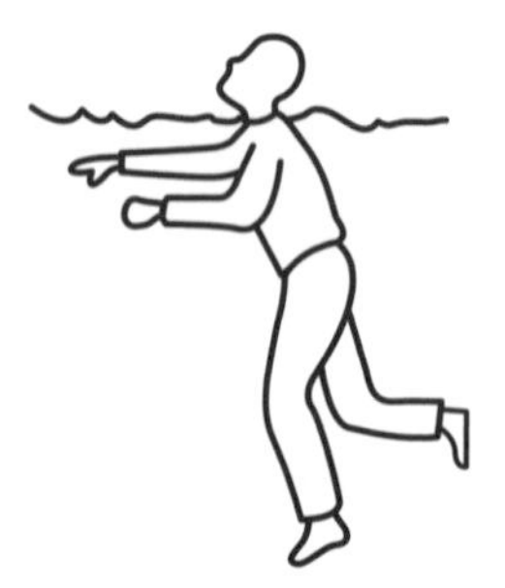

圖 6.1　自我浮水方法

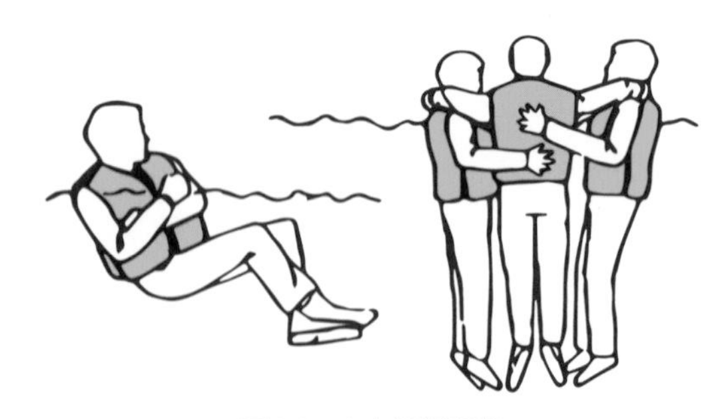

圖 6.2　水中保溫姿勢

遇溺者被救上岸後，應確認他是否清醒。如果遇溺者昏迷不醒，應檢查他的呼吸，如已經沒有呼吸或只有臨終喘息（gasping），即是昏迷的傷病者看似仍然張開嘴巴，緩慢呼吸，其實胸部是沒有升起，根本等同呼吸停止了一樣，應立即施行心肺復甦法（詳見第三章〈心肺復甦法〉）。跟一般的心臟停頓處理不同，如果心臟停頓的主因是遇溺，可先進行人工呼吸的心肺復甦法。如果遇溺者仍然清醒，也需要緊密監察他的清醒程度、呼吸及脈搏，直至救援人員到達。有時候遇溺者可能是由於在水中進行活動時出現突發性心臟病發而心臟停頓，所以在為心臟停頓的遇溺者急救時，要儘快找尋並使用自動體外心臟去顫器（救心機），不過要注意在貼上電極片前，需要將遇溺者胸部抹乾，以免產生電流短路。另外亦要為遇溺者保溫，以免發生低溫症。

根據最新的院前創傷生命支援術（Prehospital Trauma Life Support），在水中發現心臟停頓的遇溺者，即使懷疑他的頸椎有受傷，也不建議在水中即時限制其頸椎活動（spinal motion restriction），應該儘快將遇溺者移往岸上，再進行有關急救。

如果遇溺者能夠儘快被救回岸邊和及早施行心肺復甦法，生存率一般會比較高一點，年紀輕的遇溺者亦較年長的有較高的復原機會。

雷擊

閃電的形成

雷擊意外在香港並不常見，但是可導致人命傷亡，根據美國統計數字，在過去三十年間，每年平均有 43 人死於雷擊。一般雷擊意外都是發生在較多雷雨的春夏季，當雲層尤其是積雨雲不斷在空中積聚，當中激烈的氣流會令雲層內出現電極化，負極會流向雲層底部，吸引地面的正極，形成電荷，當電荷累積至極大的能量，電流會穿過空氣連接地面，形成閃電，電流附近的空氣迅速加溫膨脹，產生巨響，形成雷響（圖 6.3）。

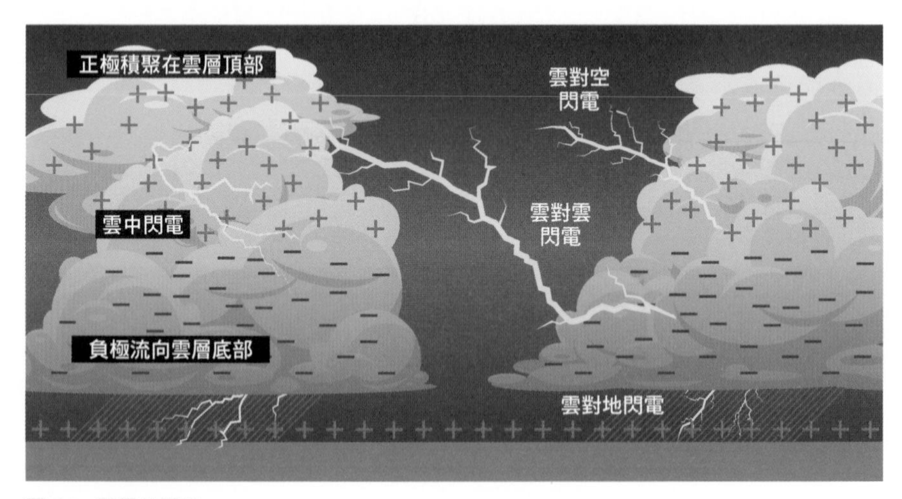

圖 6.3　閃電的原理

雷擊受傷

被雷電擊傷跟被家居的對流電引起的受傷是不同的，甚至閃電也不是直流電，閃電最正確的概念是應該將它視作為一股在極短時間但是又極大的能量。因雷擊而受傷可以是通過以下途徑產生：

1. 直接被閃電擊中（direct strike）；
2. 閃電擊中附近的物件，例如大樹，電流再散開而擊中傷病者（side branch）；
3. 閃電在擊中地面後，電流會沿著電阻最低的地方，在地面傳導（ground current）。如果剛好有人站在電流經過的地方，電流可以經由人的足部流向身體，由於電流被阻力減弱不少，所以被地面電流通過的人一般並不會被嚴重電傷；
4. 電流通過身體時，將傷病者身上的衣物燃燒及金屬物品加熱，或令傷病者的汗水急速蒸發而導致燒傷或燙傷；
5. 閃電擊中物件產生爆炸，傷病者被飛出的物件擊傷，或自己被彈開時，撞向其他物件而受傷；
6. 利希滕貝格圖（Lichtenberg figures），又稱「閃電刺身」，傷病者身上會出現如網狀綢紋，這些斑紋不是按照身體的血管、淋巴系統或神經線而出現，一般認為這是電流在皮膚表面流動後的痕跡，雖然這不一定被歸納為雷擊受傷，但是如果在傷病者身上發現，代表他必定曾經被雷擊。這些「刺身」大多在數小時至數天內自動消失。

當中以散開後的電流（第二項）和地面傳導的電流（第三項）為最常見的受傷途徑。

因雷擊而受傷的傷病者可以因近距離暴露於閃電的強光而出現短暫失明，電流經過令空氣膨脹產生的沖擊波可以令耳膜破損。皮膚也可以受到不同程度的燒傷，肢體上的肌肉持續抽搐可以造成骨折或關節脫位，身體內肌肉亦會因為巨大電流通過而大量壞死，壞死的肌肉細胞會放出大量鉀（potassium）及肌紅蛋白（myoglobin），造成橫紋肌溶解症（rhabdomyolysis），肌紅蛋白會經尿液排出，令尿液變成猶如血尿的紅色肌紅蛋白尿（myoglobinuria）。過量的肌紅蛋白會阻塞腎臟內的腎小球，造成急性腎衰竭（acute renal failure），高血鉀則可引致心律不正，特別是心室性纖維顫動。

雷擊的巨大電流通過心臟，可以令心臟原來的心電活動完全停止，形成一種叫心搏停止（asystole）的心臟停頓（cardiac arrest）的情況。如果雷擊電流穿過大腦，傷病者可能昏迷、失憶，較嚴重的會發生腦中風或腦出血或因腦幹控制呼吸的系統受影響而出現呼吸停頓。脊椎神經受電流所傷，可以出現一些短暫性（數小時至數天）的肢體無力，稱為閃電性麻痺（keraunoparalysis），也可以引起橫截性脊髓炎（transverse myelitis）等較持久的脊椎病變，令肢體無力或麻痺。

經歷雷擊的生還者，將來也較容易患上白內障。雷擊後形成白內障的成因仍然不明，有學說認為強大電流將眼睛晶體內的蛋白質凝結，也有學說指出電流通過眼睛，令眼睛內的睫狀肌（ciliary muscle）抽搐，令晶體受挫傷。另外雷擊生還者也可能出現類似創傷後綜合症候群症狀的雷擊後症候群（post-lightning injury syndrome），雷擊後症候群發生的病理學原理至今仍未確定，有說是電流直接破壞了腦部細胞，也有人估計是由於被雷擊後出現的短暫缺血或熱力所導致的中樞神經系統傷害等，更有說是跟身體在雷擊後，身體內的荷爾蒙水平改變有關。雷擊後症候群的徵狀包括情緒緊張、失眠、不能集中精神、頭痛，甚至抑鬱及性格轉變等，所以外地有不少非牟利志願團體，例如 Lightning Strike and Electric Shock Survivors International, Inc. 協助雷擊的生還者應對被雷擊後的併發症。

身體部位	症狀
眼睛	短暫失明、白內障
耳朵	耳膜破損
皮膚	燒傷
肌肉及骨骼	骨折或關節脱位、橫紋肌溶解症
腎臟	急性腎衰竭
心臟	心室性纖維顫動、心搏停止
大腦	昏迷、失憶、腦中風、腦出血
脊椎神經	閃電性麻痺、橫截性脊髓炎
其他	雷擊後症候群

表 6.1　被雷擊而受傷的症狀

如何避免雷擊

每次出發到野外前，必須留意天文台的天氣預報，避免在有雷暴風險下出外活動。如果遇到有風雲突變的情況，也應當機立斷，改變行程，離開危險的地方。由於靜電一般積聚在高及尖的物體，雷擊時的電流亦會以電阻最低的路線流動，所以最安全的做法是儘快向山下方向撤離，遠離河流或空曠的地方，不要接觸金屬物體，也不要在樹下躲避，因為越高的樹木越容易吸引雷擊，電流通過樹幹時，站在樹旁也有可能被電傷。最理想就是躲在石屎建築物內，因為建築物即使被雷電擊中，電流只會沿著建築物外圍或金屬物流動，但是如果該建築物位於空曠地方上，也要注意不要接觸室內的金屬水管，在外國曾經有案例，傷病者因此而發生在室內被雷擊的個案。

[30-30]定律

如果閃電和雷聲出現相差的時間少於30秒，即代表你是處於有被雷擊的危險地帶，應該立即離開。

此定律的另一個解釋為如果超過30分鐘再沒有出現閃電，現場環境應該可以確認為安全，戶外活動可以重新開始。

如何估計閃電與你的距離？

閃電與你的估計距離 = 閃電與雷聲相距時間（秒）x 330（米）

例：如閃電與雷聲相距時間大約為10秒，你和雷電的距離約為3,300米

但是如果你身處空曠的高地，沒法及時離開，尤其是出現可能將被電擊的徵狀，如身體被大氣靜電吸引而令頭髮豎起等，便應該立即蹲下來，兩手蓋耳，儘量僅以腳尖接觸地面，並且兩足踝互貼。這個避雷姿勢（lightning crouch）是希望將身體彎下來，降低垂直高度，另外身體的弧度加大，令電荷不易集中，減低被雷電擊中的機會，兩手蓋耳也可以保護耳膜。即使地面有電流經過，亦期望電流只會流向足部，經足踝傳至另一足部再流回地面，避免身體受電流影響。

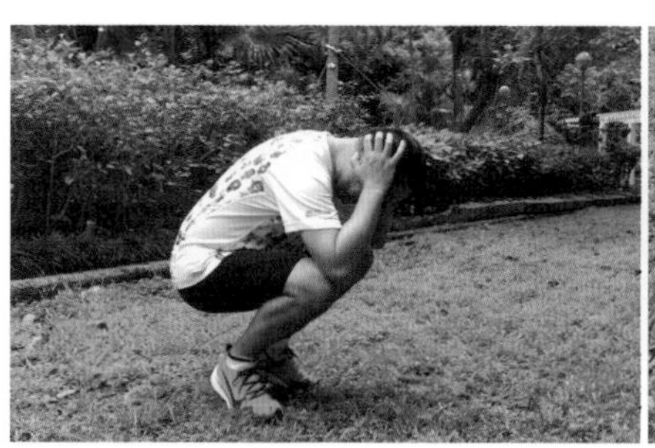
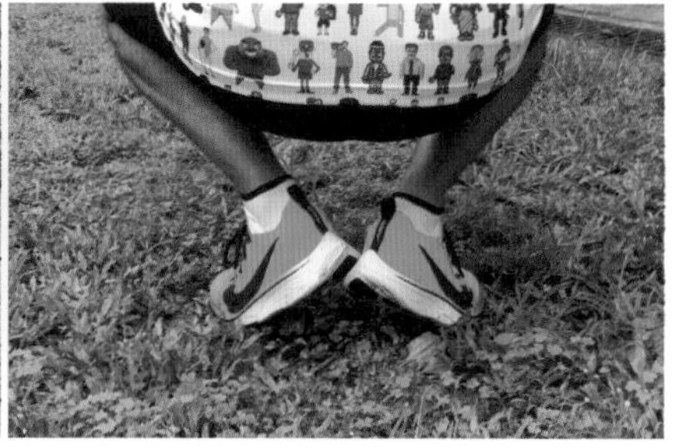

避雷姿勢

雷擊急救

很多人都誤以為被雷電擊中的人，身體仍然會帶有大量電流，不能立即接觸及處理傷病者。其實雷電的電流一擊即逝，電流是不會遺留在身體的。最重要的是要注意現場環境安全，因為雷擊是可以再次在同一個地方發生，所以如果現場並不安全，首先應該將傷病者搬往安全地方，例如石屎建築物、洞穴或地勢較低的地方，再進行急救。

如果傷病者眾多，應該進行「反向現場分流」(reverse field triage)，首先處理昏迷不醒的傷病者。如果傷病者心臟停頓，應施行心肺復甦法。被雷擊的傷病者，部分會由於中樞神經系統復原較慢，即使心跳經急救後回復，可能仍然未能自行呼吸，需要繼續進行人工協助呼吸（assisted ventilation），直至傷病者能夠自行呼吸或救援人員到達。

因雷擊而引起的其他身軀或肢體受傷，例如骨折、關節脫位及燒傷等，則與一般急救方法類似，詳見第八章〈骨折及關節脫位〉及〈燒傷和燙傷〉。

曬傷

紫外線

太陽光的光譜內包含了肉眼看不見的紫外線（ultraviolet ray），紫外線屬於電磁波（electromagnetic wave）的一種。電磁波根據波長（wavelength）分類，波長為一物理名詞，指電磁波在波形活動穿越空間時，兩個波形中間的距離。電磁波頻率越高，波長越短。波長較長的電磁波例子有紅外線及微波爐使用的微波，較短的例子有伽馬射線（gamma ray）。而紫外線波長約由 100 至 400nm，較可見光為短但較 X 光為長，紫外線可按波長分為：

種類	波長
紫外線 -A（UVA）	320–400nm
紫外線 -B（UVB）	280–320nm
紫外線 -C（UVC）	100–280nm

表 6.2　紫外線的分類

紫外線 -C 的波長較易與臭氧產生作用，通常會被大氣臭氧層吸收，將臭氧（O_3）轉化為氧氣（O_2），所以較少機會影響人類。紫外線 -A 大約佔平常陽光內的紫外線的 95%，由於波長較長，較難被皮膚組織內的水分吸收，所以能夠滲入皮膚較深層的地方。一般認為紫

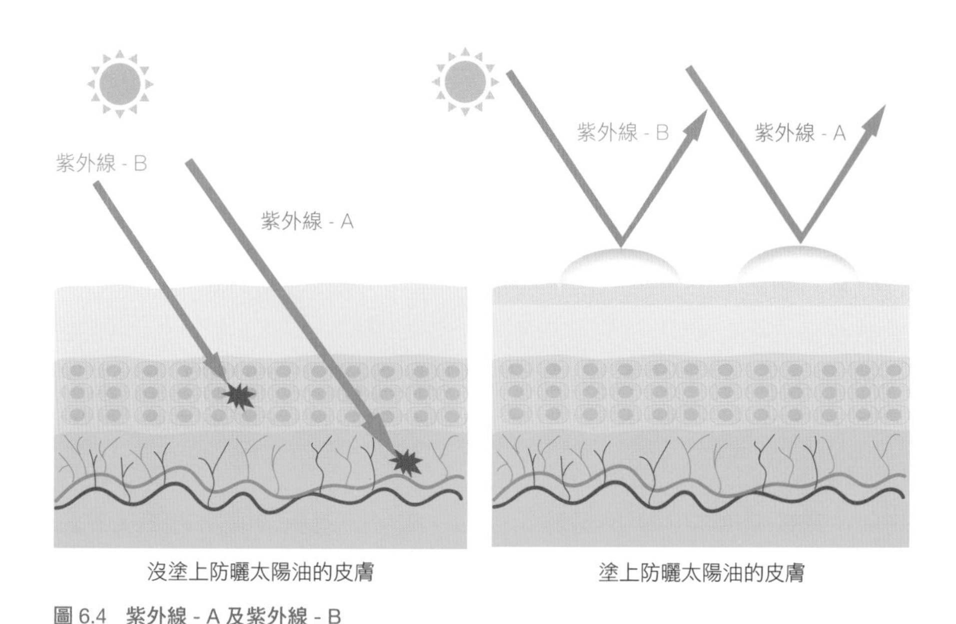

圖 6.4　**紫外線 - A 及紫外線 - B**

外線 -A 是陽光令皮膚老化的主要因素，皮膚被陽光曬後變黑也主要是由於紫外線 -A。紫外線 -B 由於不能滲入皮膚深層，所以主要造成皮膚曬傷。紫外線 -A 及紫外線 -B 同時都被認為可以引致皮膚癌，大家不要忽視紫外線的致癌影響是可以累積的（圖 6.4）。

曬傷的處理

一般皮膚被陽光曬傷後，並不會立即出現痛楚，只會感到皮膚灼熱，直至數小時甚至一天後，曬傷的地方才會感到不適或痛楚。一般曬傷的嚴重性跟一級燒傷相同，可以在患處用冷敷或塗上潤膚露，減輕不適的感覺，較嚴重者可能需要使用口服止痛藥。通常數天後，曬傷地方的表皮最表層的細胞會死亡並整片脫落，一般不會留下永久疤痕，只要避免患處再受傷而引起繼發性傷口感染。

預防曬傷

在可行的情況下，應該避免在暴曬的戶外環境下活動。如果沒有遮蔭的地方，最理想是穿著長袖而鬆身可散熱的衣物，使用防曬袖套亦可，戴上闊邊的帽子，減少陽光直接照射在皮膚上的時間，佩戴有防紫外線功能的太陽眼鏡也可以減低紫外線對眼睛的影響。現在很多聲稱有防曬功能的衣物都有標註 UPF 係數，UPF 全名為 ultraviolet protection factor，代表該衣物能夠抵抗紫外線（紫外線 -A 及紫外線 -B）的能力，UPF 的數值代表它讓紫外線穿透衣物的係數，例如 UPF50 的衣物只會讓五十分之一的紫外線穿透衣物內，而衣物的顏色並不影響防曬能力，不過較深色的衣服會容易吸收太陽的熱能，影響身體散熱。

選擇合適的防曬太陽油也非常重要，市面上的防曬太陽油都分別標誌其 SPF 及 PA 係數。SPF 全名是 sun protection factor，表示該產品抵抗紫外線 -B（UVB）的能力，SPF 數值越高，抵抗紫外線 -B 能力越高。但是 SPF 係數的正確解讀應為：你被紫外線 -B 曬傷的時限延長的倍數，例如某人在陽光照射 20 分鐘會被紫外線 -B 曬傷，使用 SPF15 的防曬太陽油後，皮膚在大約 300（20 x 15）分鐘的陽光照射後才會出現被紫外線 -B 曬傷的情況。這個估計只供參考，因為太陽油的防曬能力可以因為排汗時一併流走而減低。

PA 全名為 Protection Grade of UVA，反映該產品對抵抗紫外線 -A（UVA）的能力。它源自日本，所以亞洲的防曬產品通常都有標誌 PA 係數。PA 係數是根據可延長曬黑時間來分類，PA 係數只有四個等級，由 PA+、PA++、PA+++ 到 PA++++，PA+ 代表可延長曬黑時間兩至四倍，PA++ 是四至八倍，PA+++ 是八至十六倍，PA++++ 則代表延長曬黑時間十六倍以上。

一般人都誤以為選擇SPF係數越高的產品越理想，但是防曬SPF係數越高，其所含的化學物濃度也較高，較容易引起皮膚敏感。另外SPF的係數比較其實並不是成正比，SPF係數增加一倍，其真正抵抗紫外線能力亦只是增加數個百分點，所以一般使用SPF係數30以下的防曬產品已經足夠，有需要時再塗在皮膚，效果會更佳。

第七章

與動植物有關的受傷

毒蛇咬傷

被蛇咬傷是香港郊外常見的受傷，呈報告到香港中毒諮詢中心的被蛇咬事件平均每年超過 60 宗。毒蛇主要是依靠毒牙來注射毒液（venom），毒牙通常是最前方的兩隻又長又尖的牙齒，但是也有蛇類的毒牙生長在後方，例如紅脖游蛇。毒牙內裡是中空，並與眼睛後一個負責製造毒液的腺體連接，當蛇的毒牙刺入獵物，毒液便如打針一樣注射入獵物的身體內。有些毒蛇如眼鏡蛇更能夠將毒液噴射出來，用以擊退敵人。但並不是所有被毒蛇咬傷的傷病者都會中毒，大約 20% 的毒蛇咬傷個案是「乾咬」，即是蛇沒有注射毒液，傷病者只有被蛇咬的傷口。全世界大約有 600 種毒蛇，而在香港大約有 15 種毒蛇出沒，但是由於有其他毒蛇品種從外地入口作食用，所以因處理牠們而被咬也間有發生。

如何辨認是否毒蛇？

蛇類專家能夠利用蛇的顏色、蛇頭的形狀、尾巴的形態甚至傷口的牙印來分辨蛇是否有毒，但如非蛇類專家，實在不能有把握地分辨蛇是否有毒。最理想的的做法就是在安全的距離外用手機拍攝蛇的外貌，再交由專家分辨蛇種，切勿嘗試捕捉活蛇甚至獵殺蛇。

毒蛇分類

香港的毒蛇大約可以分為：

1. 游蛇科（*Colubridae*），如紅脖游蛇；
2. 眼鏡蛇科（*Elapidae*），如中華眼鏡蛇、眼鏡王蛇、金腳帶及銀腳帶；
3. 海蛇科（*Hydrophiidae*），如青環海蛇、小頭海蛇；
4. 蝰蛇科（*Viperidae*），如青竹蛇、烙鐵頭。

毒蛇的毒液可以按其影響分為四大類：

1. 細胞毒性（cytotoxic）：主要破壞被咬傷附近的組織，包括皮膚及肌肉等，造成傷口潰爛；
2. 神經毒性（neurotoxic）：主要影響神經傳導，造成肌肉癱瘓，呼吸困難；
3. 血液毒性（hemotoxic）：主要破壞血液內的細胞，造成溶血症，紅血球被破壞而造成貧血，血小板急降，妨礙血凝結，因而流血不止；
4. 肌肉毒性（myotoxic）：主要破壞肌肉，造成橫紋肌溶解症，釋出大量鉀及肌肉蛋白，造成心律不正及急性腎衰竭（詳見第六章〈雷擊〉）。

單一種蛇毒可以擁有多於一種的毒性，例如青竹蛇的毒液含有細胞毒性及血液毒性，但是也有以單一毒性為主，例如銀腳帶的毒液以神經毒性為主。

青竹蛇（bamboo snake）

青竹蛇，又名白唇竹葉青，是香港常見的蛇種，在香港超過90% 被蛇咬的個案都是和青竹蛇有關。青竹蛇的毒液主要是細胞毒性，但亦含血液毒性。由於青竹蛇身帶保護色，所以青竹蛇較喜歡躲藏於草叢或掛於樹葉茂密的樹上。翠青蛇（green snake）有時會被誤認作為青竹蛇。翠青蛇並沒有毒，頭呈橢圓形，全身皆為綠色，而青竹蛇的頭是三角形，身旁有白色縱線，尾巴底部則呈紅色。

中華眼鏡蛇（chinese cobra）及眼鏡王蛇（king cobra）

中華眼鏡蛇，又名飯鏟頭，因其受威脅時頸部會張開像飯匙一樣，而頸部的花紋像一雙眼鏡。牠們的毒液主要是神經毒性，但是亦含有細胞毒性，可以造成被咬傷附近組織嚴重破壞。眼鏡王蛇又名過山烏，體型龐大，為世上體型最大的毒蛇，可以長達六米，毒液亦是神經毒性，嚴重的更可以影響心臟。

金腳帶（banded krait）和銀腳帶（many-banded krait）

金腳帶又名金環蛇，全身黑色並帶黃色間紋，身形橫切面呈三角形，喜愛在夜間獵食，毒液主要是神經毒性。銀腳帶又名銀環蛇，跟金腳帶差不多，但是身形較小，背部也不那麼凸起，間紋是白色，有時會被誤認為是無毒的細白環蛇（banded wolf snake）。銀腳帶的主要毒性是神經毒性，被銀腳帶咬傷後，由於神經毒素的作用，傷處都不怎覺得痛楚，傷病者往往可能會低估嚴重性，延誤求醫，最嚴重後果是因神經癱瘓，令傷病者停止呼吸。

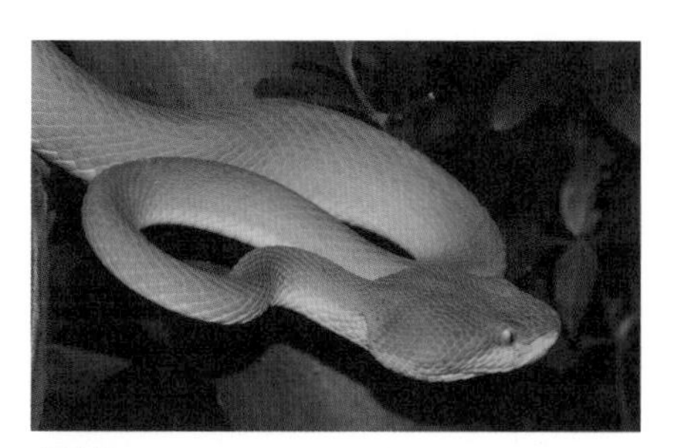

青竹蛇

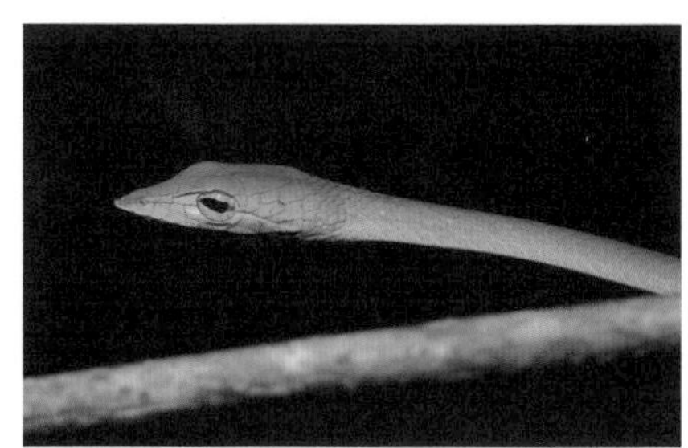

翠青蛇

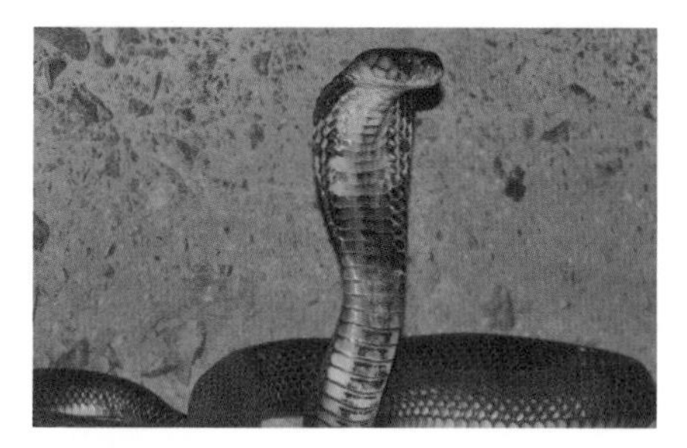

中華眼鏡蛇

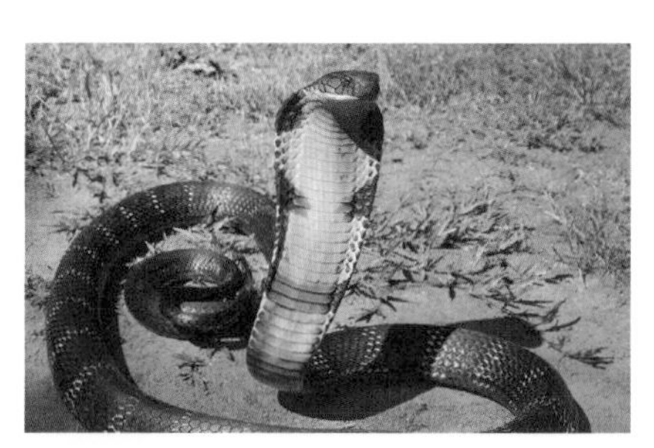

眼鏡王蛇

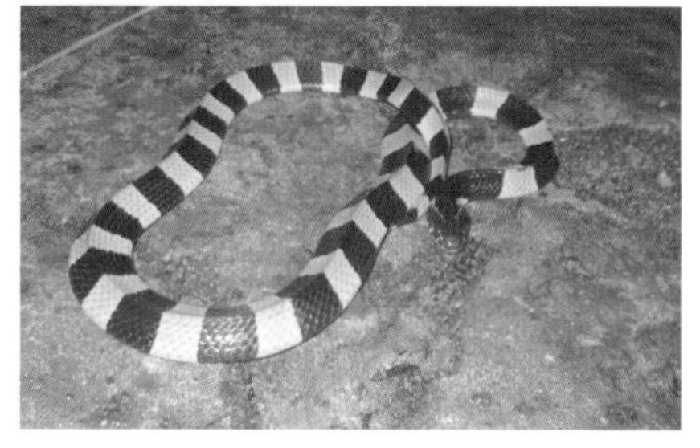

金腳帶

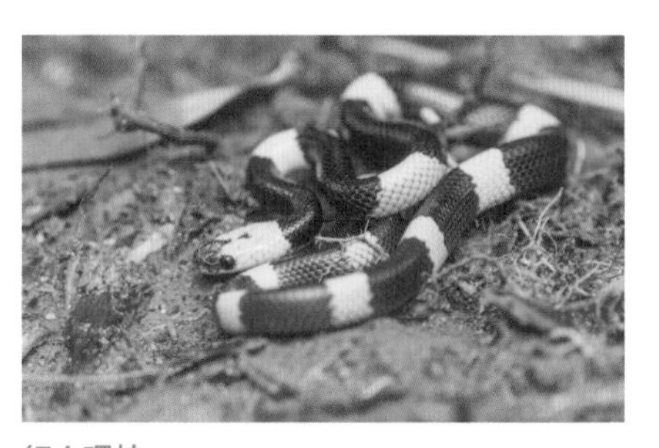

細白環蛇

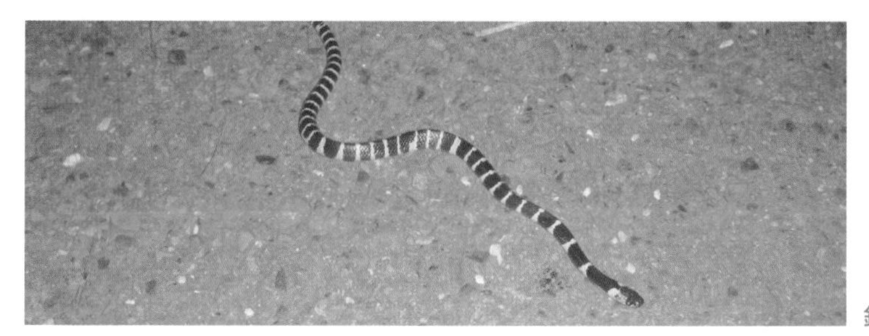

銀腳帶

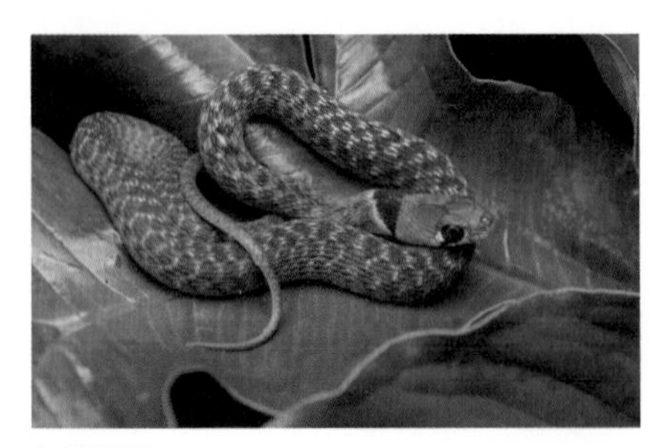

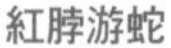

紅脖游蛇

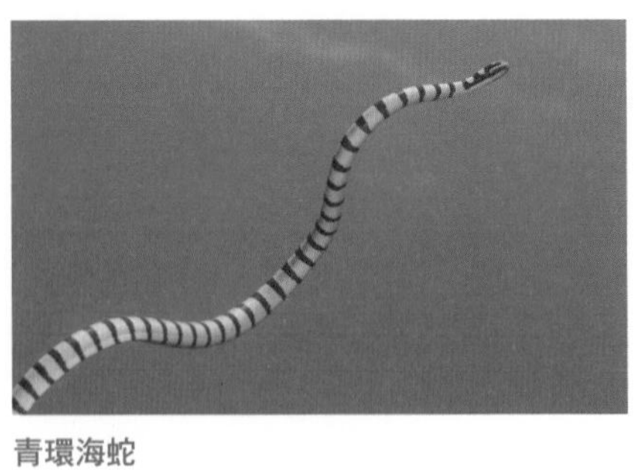

青環海蛇

紅脖游蛇（redneck keelback）

紅脖游蛇俗稱野雞項，特徵是頸部呈紅色，受威脅時頭頸會變得扁平。以前紅脖游蛇被編為無毒蛇，及後才發現牠的毒牙跟其他毒蛇不同，是藏於後方的後毒牙，所以不是每一次咬人都會注射毒液，視乎後毒牙有否咬傷人。紅脖游蛇的毒液以血液毒性為主。

海蛇（sea snake）

在香港鄰近的南中國海偶然會發現海蛇蹤跡，尤其是青環海蛇（banded sea snake）。牠們生性馴良，很少主動攻擊人，而牠們的毒液以肌肉毒性為主，亦帶神經毒性。

在野外遇上蛇應該怎麼辦

絕大部分的蛇，無論是有毒或是無毒的，都害怕人類。一般蛇遇上人類，都會儘快逃逸，只是當牠們感到無路可逃，自己生命受威脅時，才會因自衛而主動攻擊人類，咬完人後亦會迅速逃離現場。所以在野外遇上蛇，不要過分驚慌，更不要利用行山杖或樹枝等物件騷擾牠們，以免被蛇反擊而受傷。最安全的做法是慢慢地退後，避開牠們，通常牠們會稍後離開。即使想跟蛇拍照，也要跟牠們保持至少一米的安全距離。如果在夏季需要通過濃密的草叢，可以用行山杖輕撥前方，探查有沒有青竹蛇躲藏於草叢內，避免因誤踏蛇身而被反咬。

被毒蛇咬傷後的急救

如果不幸被蛇咬，要保持鎮定，不要嘗試用口把毒液從傷口吸吮出來，或鎅肉放毒，一來這樣並不可以移除毒液，二來只會令被咬傷的傷口破壞更嚴重，增加傷口受感染的風險。只要用清水或消毒藥水沖洗傷口後，再用敷料覆蓋傷口。另外，亦可移除所有緊身的衣服及飾物，以防傷處出現腫脹時，血液循環受影響。傷病者應避免不必要的活動，以減慢毒液流入身體，並需及早求救，讓救護人員運送傷病者到醫院治療，由醫生決定毒蛇咬傷的處理方法。

如在香港懷疑被毒蛇咬傷，並不鼓勵使用緊箍著傷肢、意圖阻止毒液經淋巴或血液流回身體的急救方法，因為香港大多數的毒蛇咬傷事件是與青竹蛇有關，青竹蛇的毒液以細胞毒性為主，阻礙血液及淋巴回流只會讓毒液不能稀釋，令傷處破壞更深。即使發覺咬傷人的蛇身上帶有白色環紋，懷疑是銀腳帶，其實亦有機會是其他蛇種，例如眼鏡蛇王也帶有白色環紋，胡亂緊紮傷肢，只會適得其反，令傷肢因血液循環受阻，出現缺血性的傷害。一般在香港發生的被蛇咬傷的急救方法，並不著重分辨蛇的種類，然後採用不同的急救方法，最理想的做法是利用上述單一的方法先處理傷口，再儘快送院，免卻因選擇錯誤的急救方法而帶來惡果。但是如果蛇咬意外是於海外發生，由於可能需要較長的時間才能將傷病者送往醫院，便必須按照當地的急救指引進行急救，例如在澳洲被蛇咬傷後便需要緊紮傷肢，因為當地大部分的毒蛇都是神經毒性為主，如虎蛇（tiger snake），然後爭取時間將傷病者送院，部分人士可能需要解毒血清治療。

香港醫院處理被毒蛇咬傷的傷病者都是以支援性治療為主，密切監察傷病者的維生指數，並安排傷病者進行血液測試，留意有否溶血症、急性腎衰竭、凝血功能不正常及橫紋肌溶解症等。如果傷病者出現嚴重中毒徵狀，可能需要使用毒蛇解毒血清。

毒蛇解毒血清大多是通過注射毒液入動物，如馬和羊，使牠們產生抗體，再抽取牠們的血清提煉而成。解毒血清可分為單價（monovalent）及多價（polyvalent），單價解毒血清只可以中和單一種毒蛇毒液，使用的分量較少，產生過敏機會較低，但是在注射前必須確認蛇種；反之多價解毒血清能夠同時中和多於一種毒液，方便毒蛇品種未能確定時使用，但是由於所含的抗體種類較多，引起嚴重潛在過敏的風險也較大。

海洋動物咬傷及螫傷

石頭魚

石頭魚（stonefish）屬於毒鮋科，平時喜愛靜靜地伏在海床上，扮作石頭一樣，再借機捕獵食物。它的背鰭內藏有毒刺，我們進行水上活動時可能會不察覺牠的存在而踏在牠的身上，因而被刺傷。另外，廚師在處理石頭魚而受傷的個案亦偶有發生。被刺後患處會感到劇痛，痛楚會維持數小時至整天，嚴重個案中石頭魚的毒素可以直接影響心臟及神經系統，引致呼吸困難及血壓下降等系統性徵狀。

急救方法包括把傷肢浸入熱水中，水溫高至可忍受程度，因為石頭魚的毒素可以被熱力分解，減輕中毒徵狀。被刺的傷病者應該儘早求醫，除了利用藥物止痛外，嚴重個案可能需要使用石頭魚解毒劑，使用的劑量是按照被刺的數目來決定。

在淺水多石的海床活動時，應該避免赤足，穿著一些適合及在腳底有足夠保護的鞋可以減低被石頭魚刺傷的風險，前進時也應用腳輕掃前方，即使前方有隱藏的石頭魚，牠們也會因被騷擾而游開。

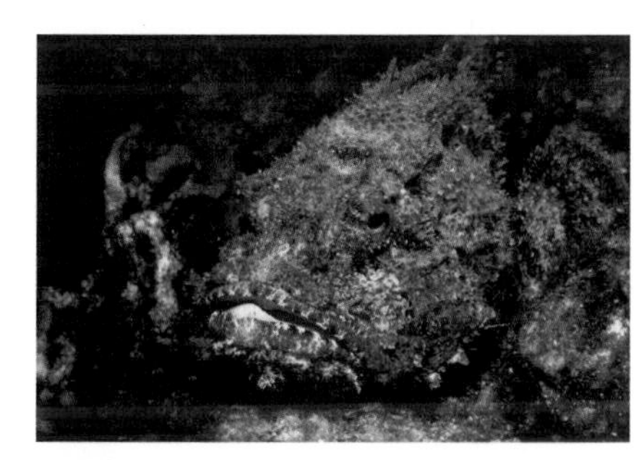
石頭魚

水母

水母（jellyfish）是一種年代老遠的無脊椎生物，世界上有二百多種水母，在香港常見到的水母包括獅鬃水母（lion's mane jellyfish）、巴布亞硝水母（Papuan jellyfish）、海月水母（moon jellyfish）及端鞭水母（scyphozoan jellyfish）等，獅鬃水母是世界上體型較大的水母之一，軀體可以長至兩米、觸鬚可長達三十多米。

水母不會主動攻擊人，一般都是由於游泳人士不慎碰到水母的觸鬚而被螫傷。水母的觸鬚上有刺絲囊（nematocyst），當牠受到刺激，囊內的刺絲便會射出來，再將毒液滲出。香港本土的水母毒液毒性一般不高，大多只會造成皮膚紅腫、刺痛及發炎等。雖然有說獅鬃水母的神經毒素足以令人命危，在美國亦曾有單一獅鬃水母造成150人被螫傷的個案，但是在本地被水母螫傷而產生嚴重後果，幸運地並不常見。不過，世界上有些劇毒的水母，被牠螫傷後或許可以致命，包括箱水母（box jellyfish）及僧帽水母（Portuguese man o'war），牠們一般可以在澳洲水域發現。

箱水母外形跟箱子一樣，有四個側面，在海裡呈接近透明，不易看見，它被稱為世界上最毒的生物之一，尤以俗稱海皇蜂的澳大利亞箱形水母（Chironex fleckeri）和伊魯康吉水母（Irukandji jellyfish）最為劇毒。海皇蜂的體型比較大，可生長至如籃球般大，其觸鬚亦可伸展至三米長，被海皇蜂螫傷的患處會劇痛，皮膚發炎及後壞死，其毒素甚至可以影響心臟，令傷病者在短時間內死亡，在澳洲有文獻記載以來已發生超過60宗因海皇蜂毒素而死亡的個案。伊魯康吉水母雖然也是箱水母家族一員，但是體型細小，大約只有一厘米大小，毒性卻也是非常強，被螫的傷病者可能會出現伊魯康吉症候群（Irukandji syndrome），徵狀包括身體疼痛、手腳抽搐、血壓及脈搏

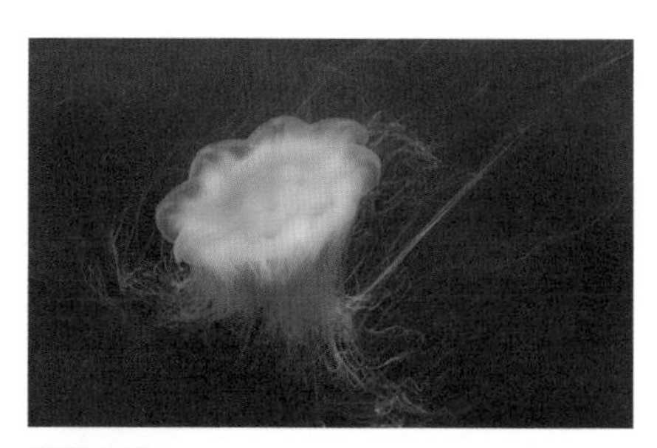
獅鬃水母

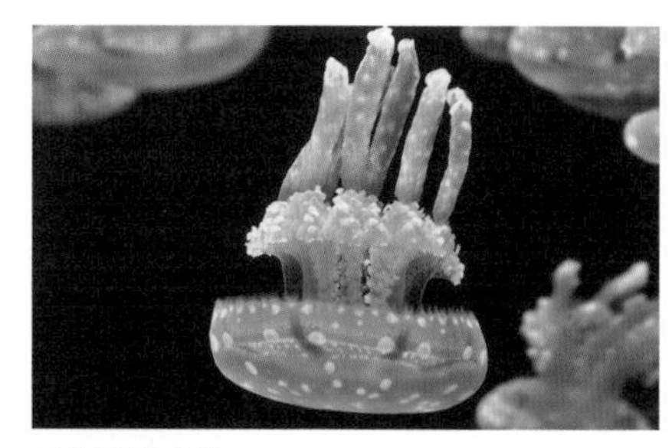
巴布亞硝水母

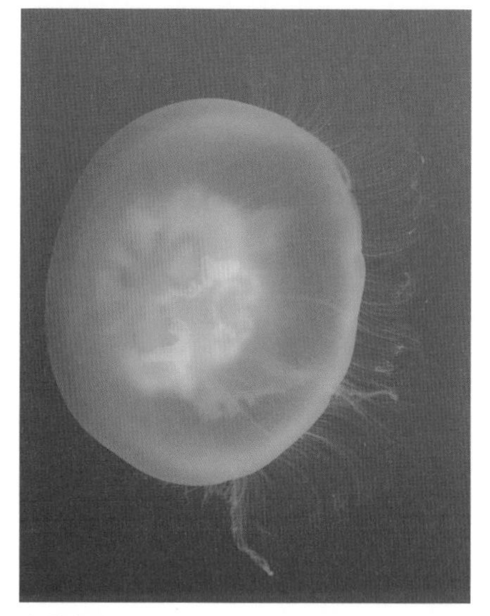
海月水母

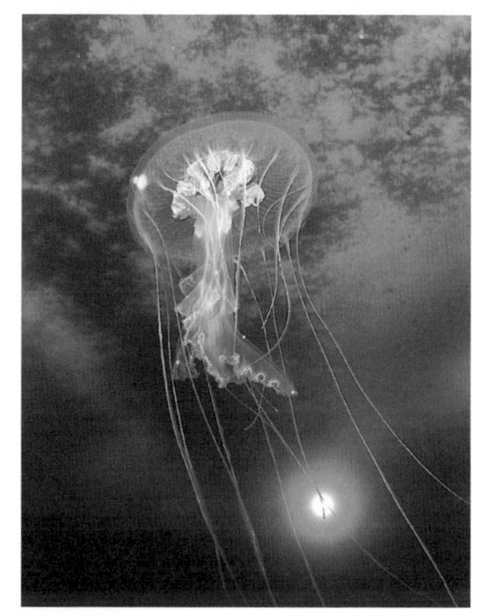
端鞭水母

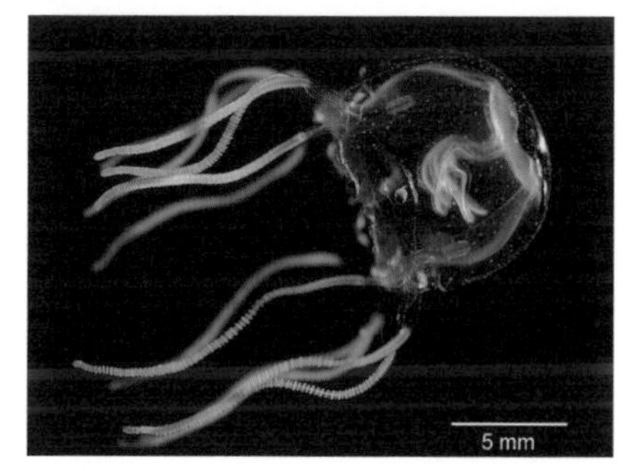

箱水母

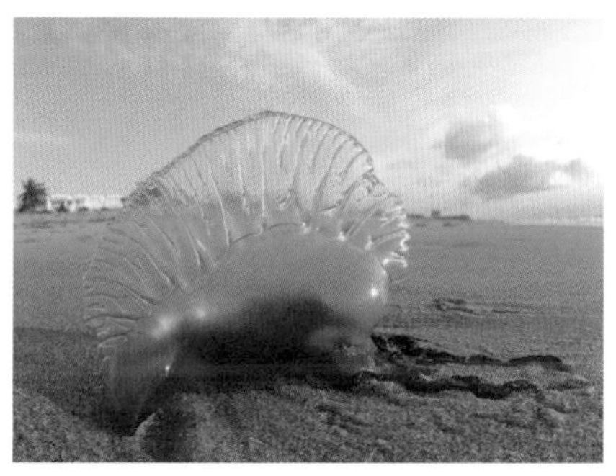
僧帽水母

升高，傷病者會感到極度驚慌，嚴重可以引致急性腎衰竭或呼吸衰竭，造成死亡；即使生還，全身的劇烈疼痛可能持續數週。暫時未有有效解毒劑處理伊魯康吉症候群，只能提供支援性治療。僧帽水母又稱葡萄牙戰艦，擁有一個鰾，讓僧帽水母可以浮在水上，觸鬚可以長達 30 米，被螫中的皮膚會紅腫及劇烈刺痛，而被大量觸鬚螫傷是可以導致性命危險。

被水母螫傷後，一般建議使用醋沖洗被螫的地方，因為酸性可以中和水母的毒素，坊間甚至有說可以用尿液，但是這樣絕對不合衛生，並不建議。使用醋的成效因水母的不同品種而不同，傷病者應該儘快返回陸地，並用海水沖洗患處，切勿使用清水沖洗或徒手移走身上的觸鬚，因為清水的鹽分較低，令滲透壓下降，用清水沖洗會令水滲入觸鬚，可能會刺激在觸鬚尚未發射的刺絲囊，令中毒情況加劇。施救者應穿戴手套，用膠卡，例如信用卡刮除水母觸鬚，以免刺激刺絲囊。由於一般水母的毒素都是可以被熱力分解，患處可以浸於溫水內以減輕痛楚，然後儘快求醫。

如果在澳洲水域被水母螫傷，根據澳洲心肺復甦委員會建議，可使用醋（4% 至 6% 醋酸）沖洗患處進行急救。被箱水母螫傷而嚴重中毒的傷病者，醫生或會考慮使用箱水母解毒血清。為避免被水母螫傷，應該避免水母大量出現的季節下水，尤其需要了解有沒有水母潮（jellyfish bloom）出現。水母會因環境因素，例如水溫、海水氧氣量、食物量，甚至過量捕魚令水母天敵減少，而在短時間內大量繁殖，在一個海域內出現大量水母，形成水母潮。遇上有水母潮發生，切忌下水。要是不能肯定水母出沒的可能性，可以考慮穿上全身的保護衣，才進行水上活動。

藍圈八爪魚

藍圈八爪魚（blue-ringed octopus）不是香港品種的海洋生物，但曾經有潛水人士在本港水域內發現牠的蹤跡，據説可能是由於曾有飼養人士將牠們放生，因而讓牠們在香港水域出現。藍圈八爪魚身形細小，跟高爾夫球大小差不多，外形可愛，但是如果嘗試接觸牠們，可能會令牠們誤會被襲擊而發怒，身體出現藍色圈狀花紋，因而得名。藍圈八爪魚的唾液含有河豚毒素（tetrodotoxin），此毒素為一種神經毒素，傷病者被藍圈八爪魚咬傷中毒後，會出現手腳麻痺、視力模糊、呼吸困難，甚至死亡。暫時並沒有特定的解藥，只能使用支援性治療。被藍圈八爪魚咬傷後，應該儘快求醫，如果傷病者因中毒引起肌肉癱瘓而出現呼吸困難，施救者需立即施行人工呼吸，拯救傷病者。

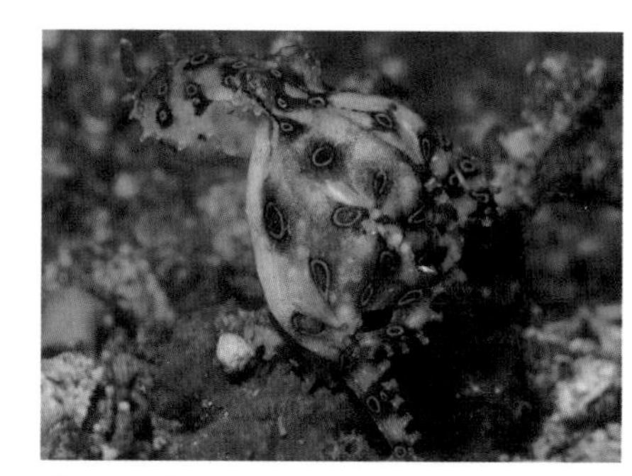

藍圈八爪魚

魟魚

魟魚（stingray）即是俗稱的魔鬼魚，魟魚讓人受傷是其尾部的刺，一般魟魚只有一條尾刺，但是亦有四條尾刺的品種。魟魚喜愛藏身於海砂內，其性格溫馴，不會隨便襲擊人類，通常與魟魚有關的受傷是由於水上活動人士不慎踏中在海砂內的魟魚，令其受驚而用尾刺傷人，另外釣魚人士在捕獲魟魚，處理魚獲時也可能被刺傷。

魟魚的尾刺除了直接造成創傷，亦帶有毒素，被刺後傷處會劇痛。急救處理包括用直接壓法來止血，如尾刺仍然留在傷肢上，不要隨便拔出，因為尾刺上可能有倒鈎，強行拔出可能會令傷口受到更大的破壞，亦令傷口出血情況加劇。止血後可以將傷處浸入溫水內，有助分解毒素，減輕痛楚。要預防誤踏藏於海砂內的魟魚，在淺水區要穿著一些適合及在腳底有足夠保護的鞋，並用腳輕掃前面的海砂才向前步行，在潛水時遇上游泳中的魟魚，也不要太接近，以免令牠受驚而自衛，用尾刺傷人。

海膽

刺冠海膽（Diadema urchin）是香港最常見的海膽（sea urchin），其刺含有毒素，被刺後會感到劇痛，但是一般毒性不高，很少會產生嚴重身體不良反應。最常出現的個案是在近岸地方，不慎赤足踏中牠們，海膽刺插入足部，因而需要求醫。如果海膽刺比較粗大，施救者可以嘗試用鑷子小心地將其拔出，但是如果海膽刺已經插入較深的組織而沒法拔出、海膽刺太幼容易折斷，或施救者沒有信心處理，應儘快將傷病者送院，留待醫生處理。

海毛蟲

海毛蟲（bristle worm）是一種多毛類環節海洋生物，身長一般五至十厘米，但是間有發現長達超越一米，一般喜愛藏於海砂下，以其他死去的動物作為食糧，其背部及腿部的剛毛含有毒素。雖然海毛蟲不會主動攻擊人類，但是水上活動人士可能因為看不見牠們藏於海砂而誤踏在牠們身上，因而被刺；有時海毛蟲被沖上岸後，好奇又不知其潛在危險的人士，可能會因為用手玩弄海毛蟲而被刺。被刺後皮膚會感到痕癢及痛楚，並會出現紅腫，甚至潰爛，如果發生嚴重過敏反應，更可能危及性命。被海毛蟲刺傷後可以使用乾淨清水沖洗傷口，並求醫治理患處。

織錦芋螺

織錦芋螺（*Conus textile*），俗稱雞心螺，屬於肉食性的軟體動物。它利用魚叉狀含毒的齒舌（radula）來捕食，其毒素為織錦芋螺毒素（*Conus textile* conotoxin），是一種神經毒素，能夠影響神經傳導，造成肌肉癱瘓。現時並沒有有效解藥，一般只能提供支援性治療，所以被織錦芋螺刺傷後，應該儘快求醫。潛水時在海床發現不知名的海螺，切勿好奇拾起，否則有可能因為遇上織錦芋螺而被螫傷中毒。

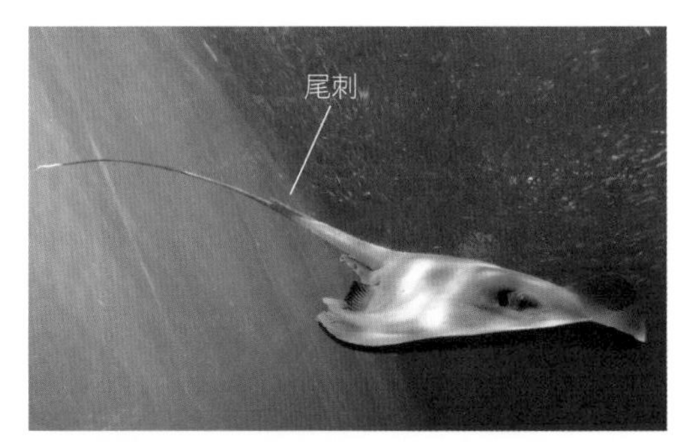

魟魚及其尾刺

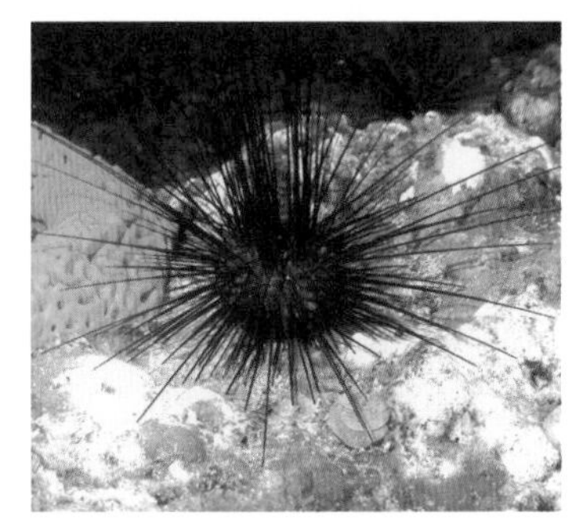
刺冠海膽

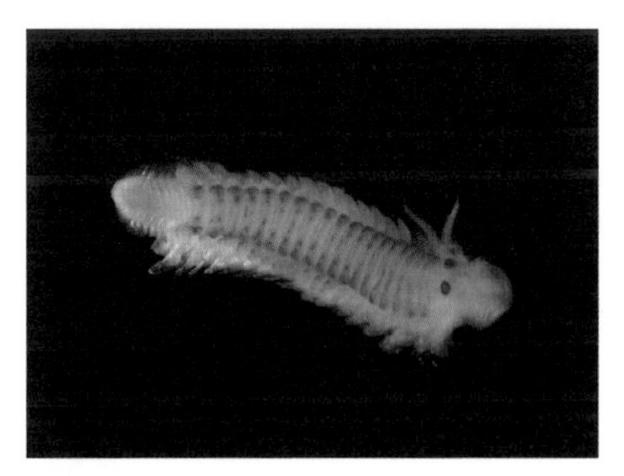
海毛蟲

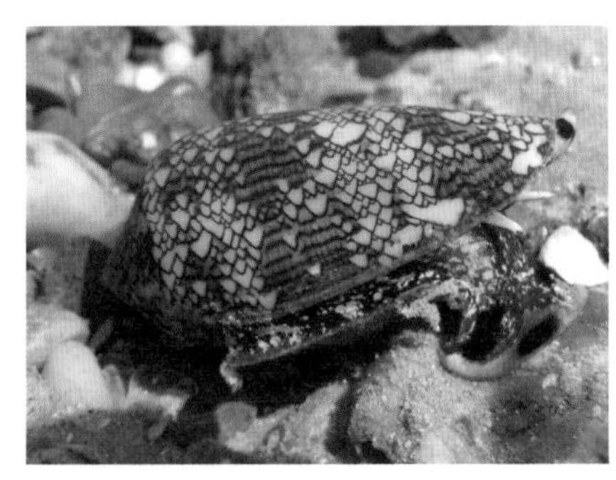
織錦芋螺

鯊魚、海狼及海鰻

海洋裡有不少魚類都帶有侵略性，襲擊人類，例如鯊魚及海狼等，海鰻常藏身於洞穴或石堆內，一般不會主動襲擊人類，但是如果牠們被騷擾而受驚，亦會張口咬人。最佳的預防方法是在海洋活動時要小心，不要隨便伸手入洞穴或石堆內探索，如果發現可疑海洋生物，應該與牠們保持適當距離，不要隨便接觸牠們。如果不幸被咬傷，應該保持鎮靜，儘快離開水面，在安全的環境下進行急救，為傷口止血，並送院處理傷口。

昆蟲咬傷及螫傷

蜈蚣

蜈蚣（centipede），又名百足蟲。嚴格來説，蜈蚣並不是昆蟲，而是一種節肢類生物，每一節都有一對足。蜈蚣的特徵是第一節的足部進化為一對毒爪（forcipule），用於捕捉獵物、注射毒液，令對方麻痺。

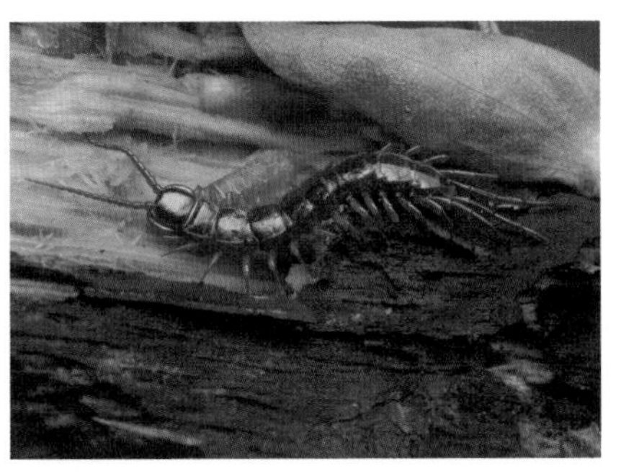

蜈蚣

蜈蚣一般很少主動攻擊人類，最常發生在住在郊區的居民，蜈蚣誤入民居，躲入衣物或鞋子內，在大家穿衣服或鞋子時，驚動牠們而咬傷人類。一般蜈蚣的毒液毒性不高，不會致命，但是傷處會紅腫及感到劇痛。急救處理包括用清水沖洗傷處及用冰敷止痛，嚴重個案例如劇痛難耐或出現過敏情況，應該及早求醫。

蜘蛛

蜘蛛也是節肢類生物，並不算是昆蟲。香港的蜘蛛大多是無毒的，而且侵略性不高，所以在香港被蜘蛛咬傷的個案十分罕見。在世界上較著名的可致命蜘蛛包括黑寡婦蜘蛛及隱士蜘蛛。

黑寡婦蜘蛛（black widow spider）

黑寡婦蜘蛛在美洲及澳洲出沒，雌蛛體型較雄蛛大很多，腹部是黑色並有紅色漏斗形圖案，因其交配後會獵食雄蛛，所以得名。其毒液含黑寡婦蜘蛛毒素（latrotoxin），此為一種神經毒素。被咬後初期，傷處只會有輕微針刺的感覺，但是大約一小時後中毒跡象開始出現，傷病者會出現劇烈的肌肉抽搐及疼痛、腹部肌肉痛，嚴重者可以引致呼吸困難及肌肉溶解症等。腹部肌肉痛有時可能被誤以為患有其他急性腹部外科問題，例如急性闌尾炎或膽囊炎。

如果在野外環境被黑寡婦蜘蛛咬傷，可以嘗試使用冷敷來儘量減慢毒液吸收的速度，但效用程度存疑，傷病者必須儘快就醫治療。醫院一般需要使用強力止痛藥，如嗎啡類藥物及鎮靜劑來控制病徵，葡萄糖酸鈣（calcium gluconate）曾被認為可以減輕中毒徵狀，但是現今證據顯示並不能確認其有效性。遇上嚴重中毒個案，使用支援性治療仍然不能控制病情時，可能需要使用黑寡婦蜘蛛解毒血清，但是也要考慮潛在嚴重過敏反應的風險。

隱士蜘蛛（recluse spider）

隱士蜘蛛，又名遁蜘蛛，特徵是背部有像小提琴的印記，主要在美洲可以找到牠們的蹤影。恰如其名，隱士蜘蛛喜愛藏起來，找尋機會捕獵。被隱士蜘蛛咬傷後，最初只會有輕微的針刺感覺，甚至毫不察覺，直至六至八小時後傷處會出現劇痛。由於血管受毒素影響而收縮，傷處會呈現蒼白及出現水泡，附近的皮膚會由首先紅腫而慢慢轉黑及壞死，最後形成一個如火山口狀的傷口，其毒液亦可以影響身體其他的器官，引起不同的系統性問題，例如發燒、忽冷忽熱、溶血症及腎衰竭等。

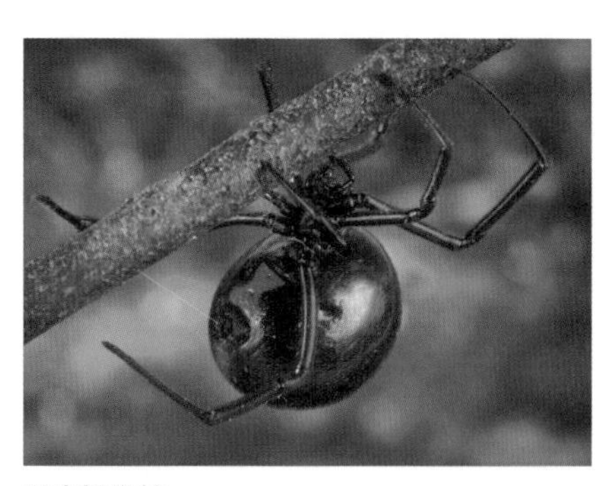

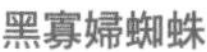
黑寡婦蜘蛛

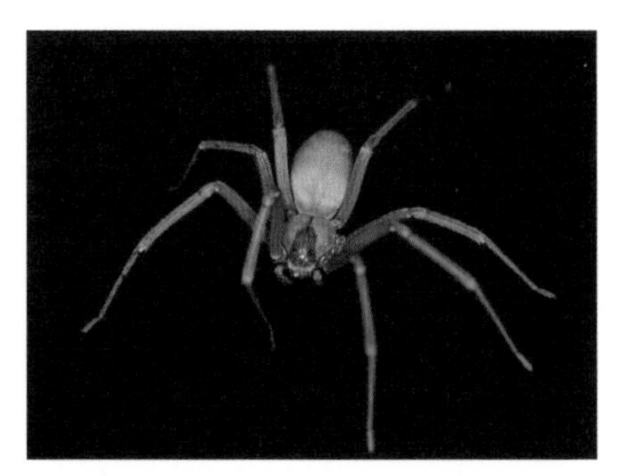

隱士蜘蛛

被隱士蜘蛛咬傷後的急救包括使用冷敷來減輕痛楚，達普頌（dapsone）及秋水仙素（colchicine）皆曾用在臨床上處理被隱士蜘蛛咬傷的傷病者，甚至有研究使用高壓氧治療，但是這些方法均未獲實證認可。在南美洲有隱士蜘蛛的解毒血清，供在48小時內被咬傷、出現嚴重皮膚壞死或系統性影響的傷病者使用。

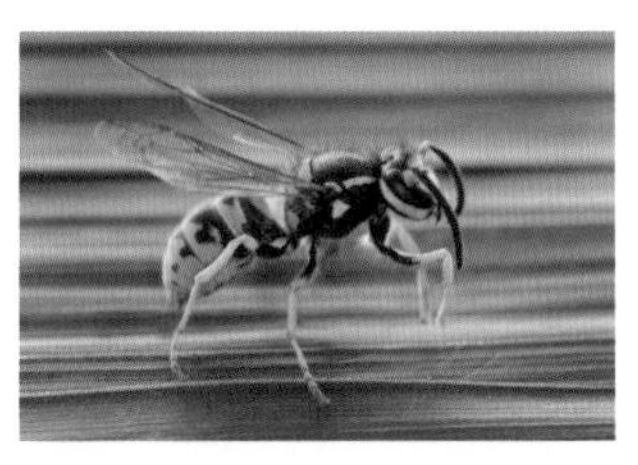

胡蜂

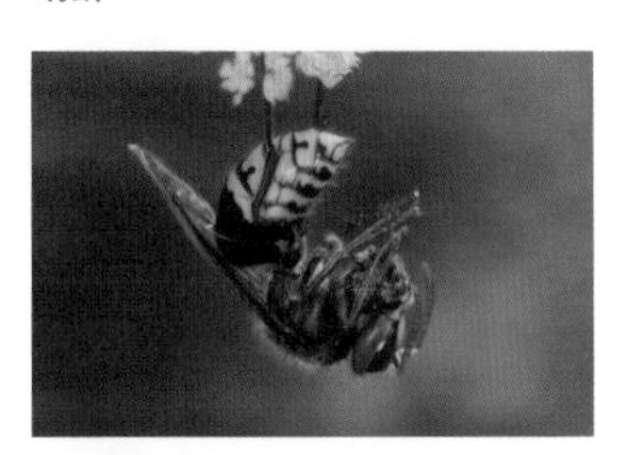

虎頭蜂

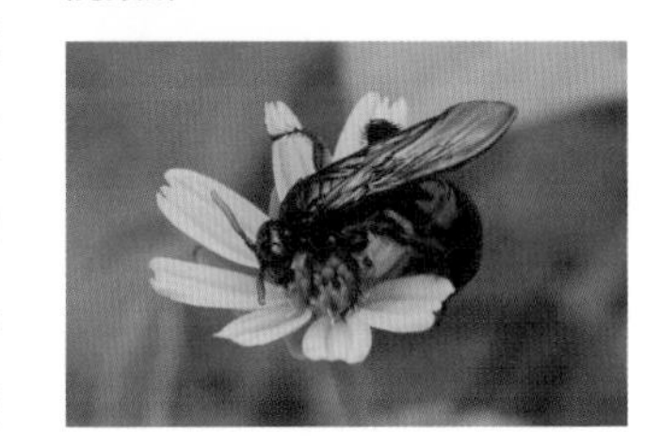

土蜂

蜜蜂和其他蜂類

一般蜜蜂性情溫馴，侵略性不高，不容易主動攻擊人，而其外形亦較其他蜂類細小。但是其他蜂類，例如香港常見的胡蜂（*Vespula*）、虎頭蜂（*Vespa*）及土蜂（*Scoliidae*）等，除了外形較大及身體較長，性情也較凶惡。如果牠們的巢穴被干擾，令牠們受刺激，便會空群出動進行攻擊。牠們的螫針不像蜜蜂，牠們可以重複針刺被攻擊對象，所以能夠造成更嚴重的身體傷害。

被蜜蜂螫傷後，傷處一般會紅腫及疼痛，但是如果被其他蜂類螫傷，由於毒性比較強，傷處的紅腫及痛楚會較為嚴重外，更可能會出現頭暈、噁心等情況。過敏反應亦也可以在被蜂類螫傷後發生，對傷病者身體造成嚴重影響。

被蜜蜂螫傷後，如果螫針仍然留在傷病者身上，應該儘快移除，以免毒液繼續注射入身體內。移除螫針時應該避免擠壓毒液囊，這樣會將更多的毒液注射出來，應使用指甲、刀片或信用卡將螫針刮除。處理被蜂類螫傷的傷處可以利用冷敷來減輕痛楚及紅腫。如果出現懷疑過敏反應，應該按有關情況進行急救，並儘快送院治療，如果被螫的次數不少，也應就醫檢查。

蠍子

蠍子（scorpion）在香港並不常出現，一般是跟隨入口的產品，如水果等誤送到港。蠍子跟蜘蛛一樣，有八隻腳，屬於節肢類生物，身體帶有螢光物質，在紫外光燈照射下身體會呈現螢光。蠍子在日間會躲在陰暗地方，夜間才出來覓食，所以人們被蠍子螫傷很多時候都是由於不慎翻開了牠們隱藏的地方。

雖然蠍子的螫針皆含毒液，但是大多不會對人體造成嚴重傷害，被蠍子螫傷後，傷處只會紅腫及感到麻痺或痛楚。世界上大約有50種蠍子的毒液對人類構成危險，尤其是鉗蠍科（*Buthidae*）的蠍子，如東亞鉗蠍及條斑鉗蠍。蠍子的毒液可以分為神經毒素、心臟毒素及腎臟毒素等，其中以神經毒素最為強烈。被螫傷後的嚴重徵狀包括心跳過速、心律不整、身體肌肉抽搐而產生劇痛、吞嚥困難及呼吸衰竭等等，嚴重者可以危及性命，另外部分傷病者會因腦血管栓塞而引致中風。

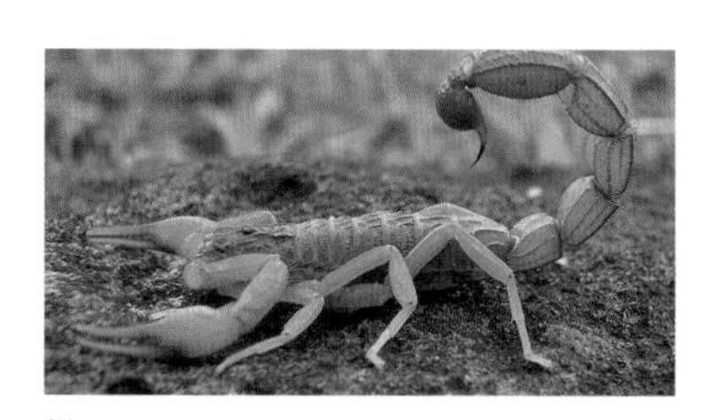

蠍子

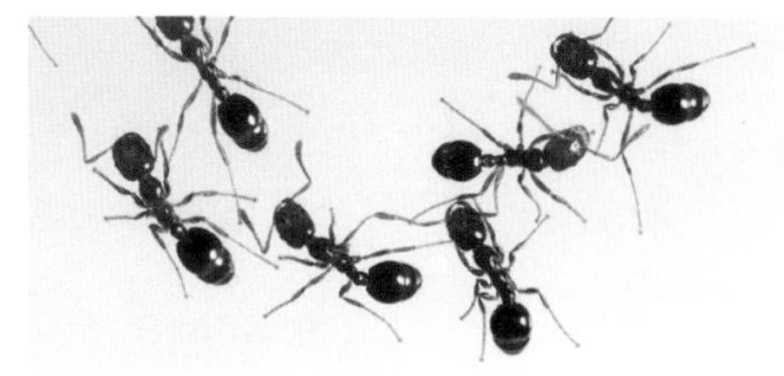

入侵紅火蟻

被螫傷後如果只是出現傷處疼痛及紅腫等輕微情況，可以使用冷敷來減輕痛楚及減慢毒液吸收。如傷病者出現嚴重的局部性徵狀，例如傷處劇痛或其他系統性徵狀，需要立即送院治療，部分嚴重個案需要使用解毒血清。曾有學説指可以使用吸管從傷口抽除毒液，但是這方法並沒有獲得科學的實證。

入侵紅火蟻

入侵紅火蟻（*Solenopsis invicta*）為火蟻屬的其中一個品種，原產地為南美洲，再傳入香港，其體型較一般螞蟻大，侵略性亦非常強。雖然入侵紅火蟻並不會傳播疾病，但是如果牠們被滋擾，便會立即攻擊入侵者，用大顎咬住對方，並利用腹部末端的螫針注入毒液。傷病者被螫傷後，傷處會感到猶如被火灼傷的劇痛，傷處亦會出現白色膿疱，如果膿疱破穿，可以引起傷口感染發炎，留下永久疤痕。另外，部分人對入侵紅火蟻的毒液可能會出現過敏反應，嚴重者可以引致過敏性休克或氣道阻塞，影響性命。

在野外地方如果發現蟻窩，不要行近，以免刺激蟻群。如果野外活動需要穿越草叢，最好穿著長褲，並將褲筒包入襪子內，防止螞蟻爬入。如果不幸被入侵紅火蟻螫傷，可以使用冷敷進行急救減低痛楚，切勿弄穿膿疱，並需緊密觀察傷病者，如出現過敏反應，應儘早求醫處理。

其他動物引致的受傷

猴子

在新界郊外，尤其是金山郊野公園一帶，經常可以看見聯群結黨的野生猴子。根據漁農自然護理署2019年的統計，香港大約有一千八百隻野生猴子，品種以獼猴為主。由於過往遊人過量餵飼牠們，令牠們對人類不再存有戒心，甚至懂得選擇向身形較小的女士或兒童埋手，搶奪他們手上的膠袋或背包，搜查內裡有否食物。

與野生猴子有關的受傷一般是被咬傷或抓傷，除了傷口出血外，有些疾病是可以通過被猴子咬傷來感染，包括破傷風、狂犬病及猴疱疹病毒（有關破傷風及狂犬病，分別詳見第九章〈破傷風〉及〈狂犬病〉）。猴疱疹病毒（*Cercopithecine herpesvirus*）又稱B病毒，宿主主要是猿猴，病毒在猴子身上只會引致輕微的徵狀，但是如果人被猴子咬傷而受感染，潛伏期由數天至一星期不等，開始發病時，受傷的地方可能出現水泡或潰瘍，稍後可能會出現發燒、頭痛、全身乏力及傷處附近淋巴結腫脹，嚴重者會引致一種可以致命的中樞神經系統狀況——腦脊髓炎（encephalomyelitis），即使傷病者最終能夠生還，亦會留下嚴重的神經系統後遺症。B病毒感染可以使用阿昔洛韋（acyclovir）或伐昔洛韋（valaciclovir）治療，暫時未有預防疫苗，幸好這疾病非常罕見，至今全世界案例不足100宗。

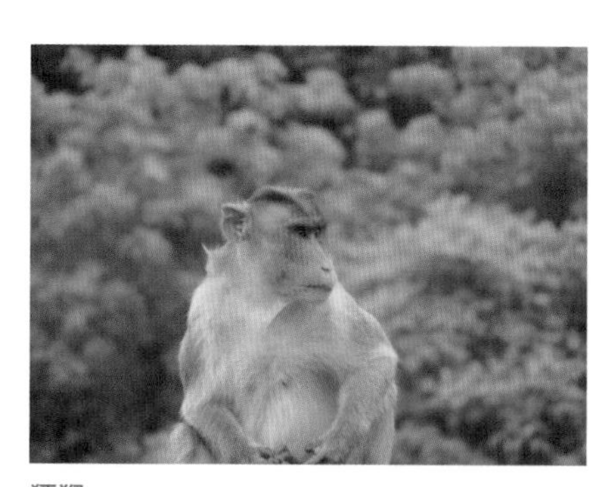

獼猴

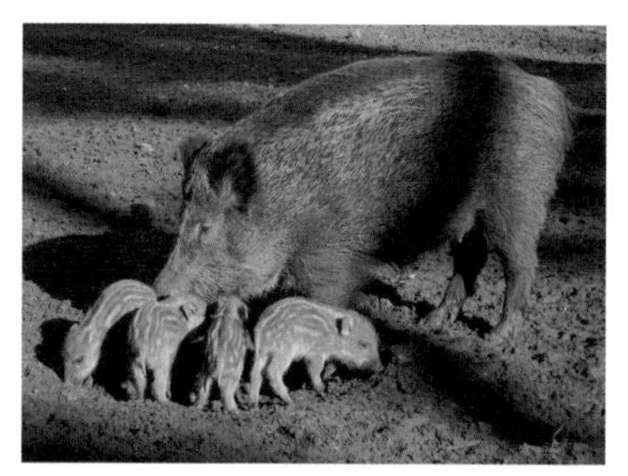

野豬

要避免被猴子襲擊，在郊外不要接近牠們，更加不要餵飼猴子。另外要避免挑釁牠們，以及需要了解牠們的身體語言，例如猴子張口露齒，看似笑容，但其實是代表牠們感到受威脅，隨時準備襲擊你。切忌獨自逗留在猴群出沒的地方，亦要小心自己隨身的袋子及相機，這些都是猴子搶掠的目標，不要試圖奪回猴子強搶了的東西，否則猴子會反抗而咬傷或抓傷你。如果不幸被猴子咬傷或抓傷，除了要為傷口止血及消毒外，也要立即就醫，讓醫生評估注射破傷風及狂犬病預防疫苗的需要。

野豬

野豬遍佈香港各地，不僅在郊外，在市區亦間中可以找到牠們的蹤跡，加上在野外覓食困難，野豬往往會走到市區找尋食物，對市民造成滋擾。雖然野豬外表有點凶惡，但是牠們一般都害怕人類，除非感到自己的生命受威脅，否則不會主動攻擊人類。野豬攻擊的模式通常是奔跑撞向目標物，令他倒地，部分野豬更有獠牙，傷病者可被獠牙刺傷，尤其是下肢，如果不幸刺傷主要血管，可以造成大量出血，危及生命。

遇上野豬，不要驚慌尖叫，也不要拔足逃跑，這樣只會嚇怕野豬，反過來攻擊你。小野豬雖然外形可愛，但是切勿接近逗弄或拍照，因為母豬通常都在附近，牠會誤以為你意圖傷害牠的小豬而攻擊你。

遇上野豬的正確做法是首先要保持鎮靜，面向牠然後慢慢後退離開，但是如果野豬對你有惡意，轉身逃跑並不是理想做法，因為野豬的奔跑時速可達每小時 25 公里，你根本不可能跑得比牠快，應該立即爬到樹上或其他高處，直到野豬接觸不到的高度，這樣可以避開牠的攻擊。平時我們也要避免餵飼野豬，以免讓牠們習慣與人相處，不再害怕人類，增加將來襲擊人的機會。

熊

熊是大型的哺乳類動物，除了在非洲及澳洲外，其他的野外地方都有機會見到牠們的蹤影，一般大家認識在野外生活的熊包括黑熊、棕熊及北極熊，而大熊貓其實也是屬於熊科的動物。

熊是屬於雜食性動物，人類通常都不是牠們的覓食對象，而且在一般情況下，熊聽到我們的聲音，發覺有人類在附近時，通常都會慢慢離開，除非牠感到人類會傷害牠，尤其可能傷害牠的幼兒，否則很少會主動襲擊人類。

如果在野外遠處發現熊的蹤跡，最好是更改路線遠離熊，雖然有人認為黑熊通常比較膽小，而棕熊的侵略性較高，但是即使在野外遇上黑熊也不要掉以輕心。假如在近距離遇上熊，不要轉身立即逃跑，這樣只會驚動熊，令牠追撲你，熊在陸上奔跑的速度可達每小時 40 公里，你根本不可能逃離，必須保持鎮定，面向熊，慢慢後退。

在有熊出沒的地方野外露營，要小心處理食物，因為熊的嗅覺非常敏鋭。最理想的方法是用雙層保密袋收藏，儘量要分開休息及存放食物的地方，即使被熊發現食物，在休息中的人也不會受牽連而被襲擊。

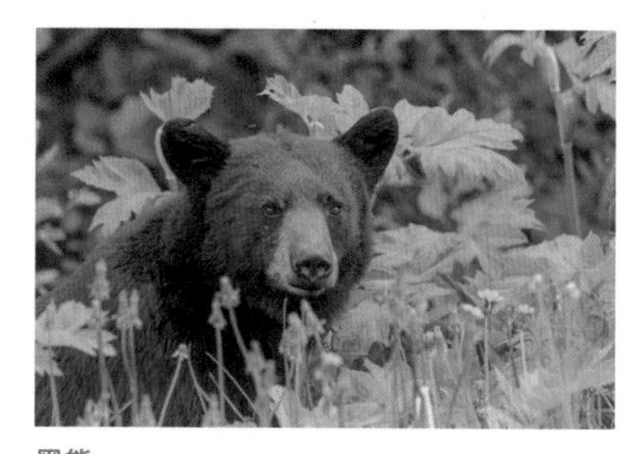

黑熊

如果不幸被熊襲擊，要保護自己，儘量將自己屈成一團，兩手抱頭，保護頭部，通常熊發覺你對牠沒有威脅後，便會離開。有些人誤以為被熊襲擊時可以裝死或爬上樹幹上逃避，其實熊是爬樹高手，亦有足夠力量把樹拔起；另外裝死或許對只是想自衛的熊有效，如果熊是蓄意襲擊你，裝死是不會令牠停止攻擊。

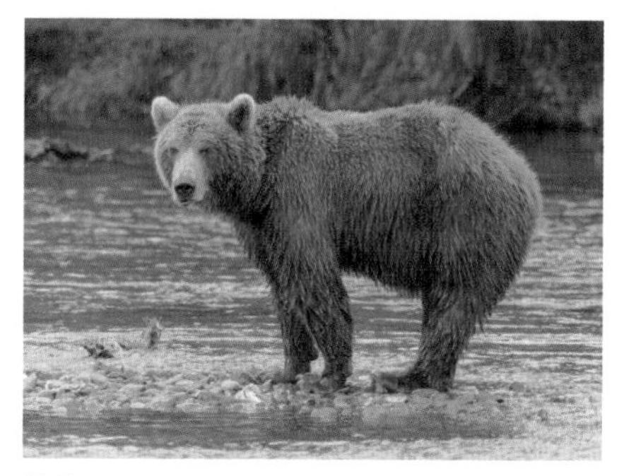

棕熊

美國有出售熊噴霧（bear spray），內裡成分其實跟胡椒噴霧一樣，含有胡椒素（capsaicin），射程可達三米，目的是借助胡椒素阻止熊進一步的襲擊行為，根據美國使用經驗，熊噴霧能有效減低被熊襲擊受傷的機率。

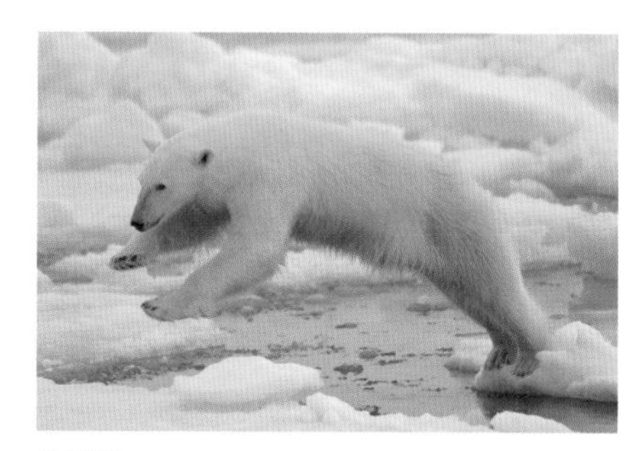

北極熊

鱷魚

鱷魚（crocodile）是一種大型爬蟲類動物，可以分為三大類：鱷魚、短吻鱷（alligator）及恆河鱷（gharial）。在亞洲、美洲、非洲及澳洲都可以找到鱷魚，而牠們有些生存在淡水的河流及湖泊，也有一些活躍於鹹水地域。鱷魚與短吻鱷的最大分別是鱷魚的嘴巴張大時是呈三角形，而閉合時上下排的牙齒是交叉排列，而短吻鱷體的嘴巴張大時是圓鈍的，而閉合時只露出上排牙齒。體型較大的鱷魚會主動攻擊人類，而外地亦經常發生鱷魚襲擊人類，甚至造成嚴重傷亡事件，在非洲大約每年都有數百宗鱷魚襲擊人的事件，當中接近一半的被襲者最後身亡。

鱷魚的攻擊模式通常是在水中靜候，監視在岸邊或在水中的獵物，慢慢接近，繼而發動攻擊，張開大口，咬著獵物並將他拖入水中，令其溺死，再撕開食用。要預防鱷魚襲擊，要避免選擇有鱷魚出沒的地方露營，尤其是近岸的地方，如果需要在河岸邊活動，記著要小心留意水中有否鱷魚的蹤影。

要是真的被鱷魚盯上，記著要儘快離開，返回岸上，儘速逃跑，在陸上人類通常可以跑得比鱷魚快，而鱷魚亦較少遠離岸邊覓食。如

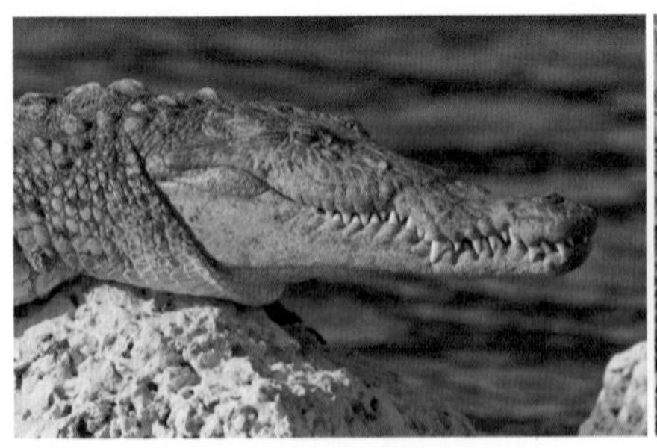
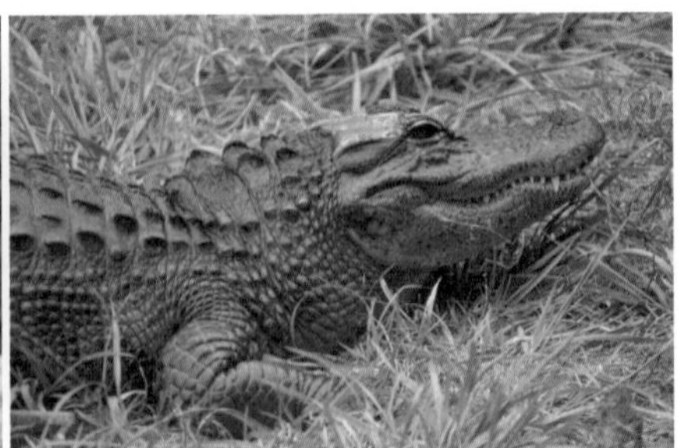

鱷魚（左）與短吻鱷（右）的分別

果不幸被鱷魚咬著，唯一可行的辦法是攻擊鱷魚身體較敏感的地方，例如眼及鼻，希望牠可以放鬆嘴巴，讓你可把握機會逃脱。不過由於鱷魚的顎非常強壯，力度可達每平方厘米350公斤，有足夠的力度壓碎人類的骨，撕開肌肉，所以被鱷魚咬傷的人通常都會出現嚴重的組織創傷及大量出血，傷病者必須接受即時急救及止血，儘快送院治療。

有毒植物和菌類

香港常見的有毒植物和菌類

香港的郊野地方其實有很多有毒的植物和菌類，所以大家都不應隨意採摘食用，部分食用後可能會對性命構成危險。其中較為人熟識的是「香港四大毒草」：羊角拗、斷腸草、洋金花和牛眼馬錢，其他常見的有毒植物包括癲茄及海芋等。另外，香港亦曾經發生過食用野生菇類而中毒的案例，有關品種包括小托柄鵝膏菌和綠褶菇等。

羊角拗（*Strophanthus divaricatus*）

羊角拗屬夾竹桃科植物，其毒素為醫治心臟衰竭的地高辛（digoxin）的強心苷（cardiac glycosides），可以引致噁心、頭暈、心律不正、血鉀過高、低血壓、不省人事，甚至死亡。在服用羊角拗兩小時內，中毒的傷病者或可以考慮使用藥用活性炭減低身體的毒素。活性炭的粒子佈滿小孔，作用猶如海綿吸水一樣，將毒素吸收，再經由胃腸道排出，減低毒素從消化道進入身體；嚴重中毒個案可以考慮使用地高辛中毒解毒劑。

斷腸草（*Gelsemium elegans*）

斷腸草，又名鉤吻，其有毒成分為鉤吻生物鹼（gelsemium alkaloids），毒性頗強，一般中毒後口腔及胃部會有燒灼的感覺、頭

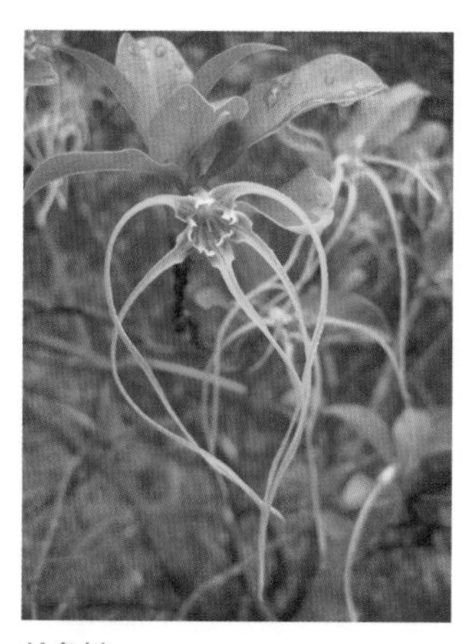
羊角拗

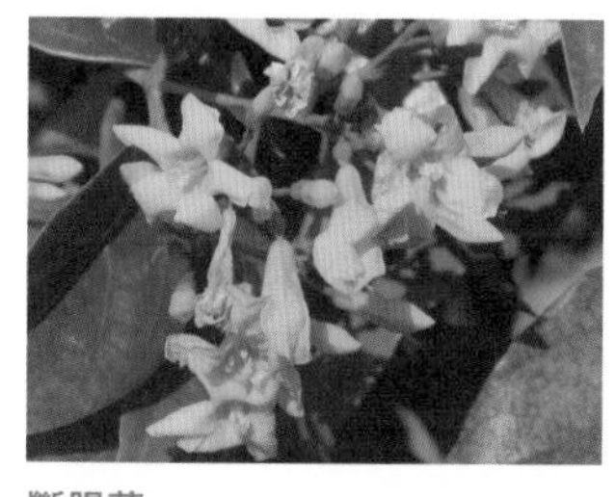
斷腸草

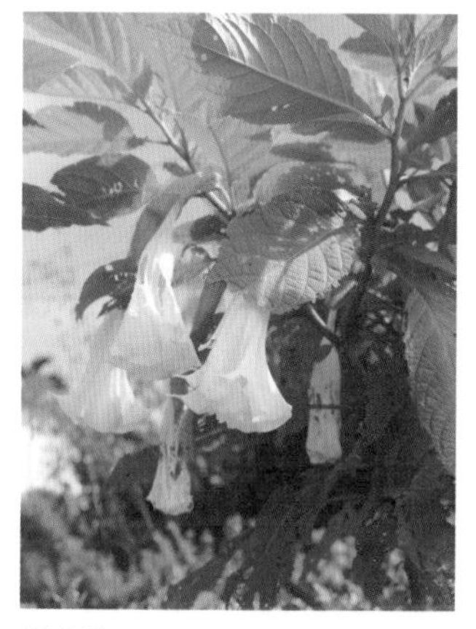
洋金花

暈、心跳、軟弱無力，甚至會昏迷、呼吸衰竭，最後死亡。斷腸草中毒並沒有有效的治療方法，只能作針對病徵的支援性治療，例如使用呼吸機幫助呼吸衰竭的傷病者。

洋金花（*Datura metel*）

洋金花，又名曼陀羅，其有毒成分為茄科莨菪類生物鹼（solanaceous tropane alkaloids）。中毒後會產生抗膽鹼症候群（anticholinergic syndrome），徵狀包括口乾、皮膚乾而紅、視力模糊等，嚴重者會神志不清、昏迷，甚至死亡。由於其外貌跟秋葵有點相近，所以曾發生誤服而中毒事件。治療洋金花中毒以針對病徵的支援性治療為主，如果服用時間在兩小時內，可以考慮使用藥用活性炭來減低毒素從消化道吸收。另外亦可考慮使用毒扁豆鹼（physostigmine），毒扁豆鹼屬於擬副交感神經藥，產生膽鹼性作用，能夠作為解毒劑。

牛眼馬錢（*Strychnos angustiflora*）

牛眼馬錢，又名牛眼珠，屬馬錢科植物，有毒成分為番木鱉鹼（strychnine）

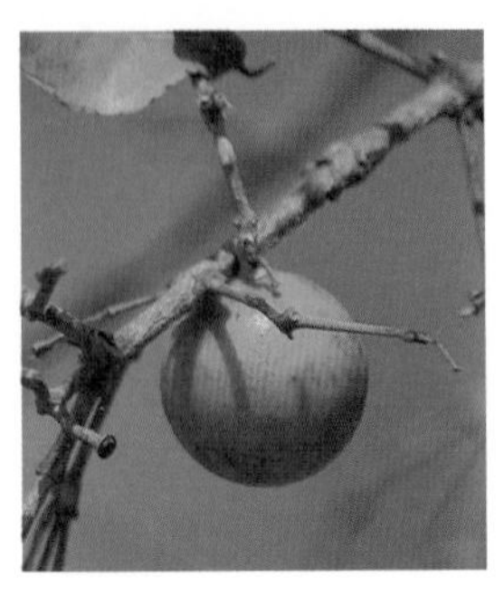

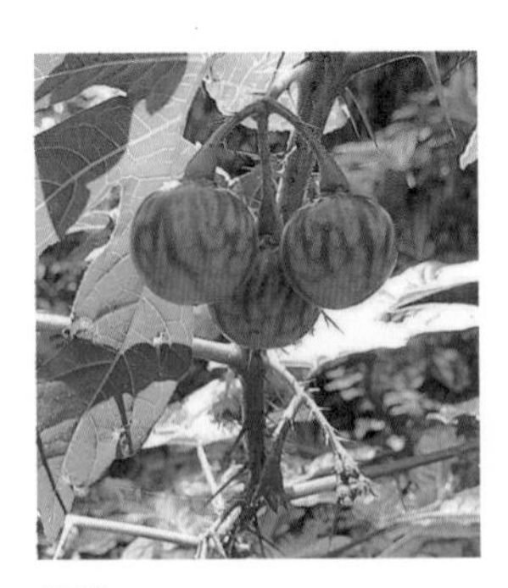

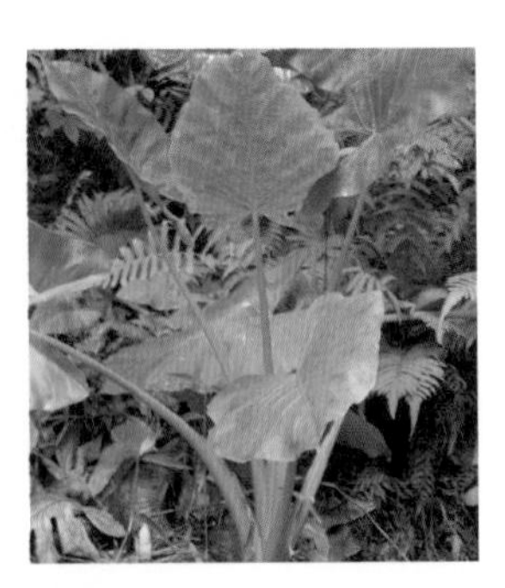

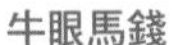
牛眼馬錢　　癲茄　　海芋

及馬錢子鹼（brucine）。中毒後會出現肌肉僵硬，呼吸困難，甚至引致死亡。中毒後治療以支援為主，尤其是支持呼吸系統。

癲茄（*Solanum capsicoides*）

癲茄，又名牛茄子，其有毒成分為茄鹼（solanine），是類固醇生物鹼（steroid alkaloid）一種，可引起膽鹼症候群（cholinergic syndrome），包括口乾、噁心、嘔吐、視力模糊、頭痛及抽搐等。中毒後只能使用支援性治療處理。

海芋（*Alocasia macrorrhizos*）

海芋跟食用芋頭有點相似，曾經有個案食用了誤採的「野生芋頭」而中毒。海芋含有草酸鈣針晶體（calcium oxalate raphides），接觸身體皮膚或黏膜後會產生發炎反應，傷病者的皮膚接觸海芋後會出現痕癢及刺痛。如果食用了海芋，草酸鈣針晶體會刺激消化道上的黏膜，令傷病者感到消化道有灼熱的感覺，嚴重者可能因黏膜腫脹而產生吞咽困難，甚至氣道障礙。海芋中毒後並沒有特定的解毒劑，只可以提供支援性治療，如果氣道出現阻塞的跡象，可能需要及早在氣管內插管，維持氣道通暢。

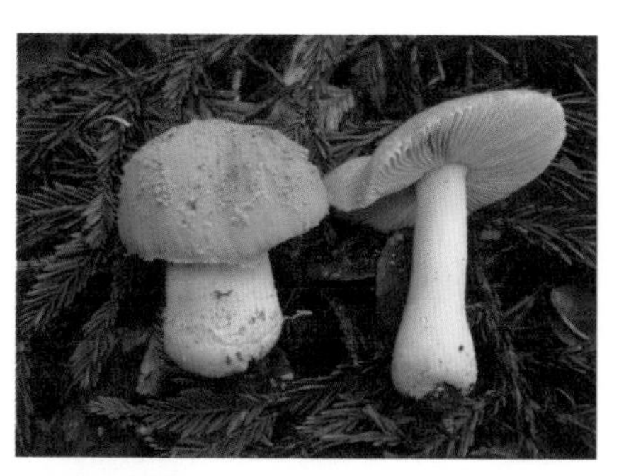

小托柄鵝膏菌

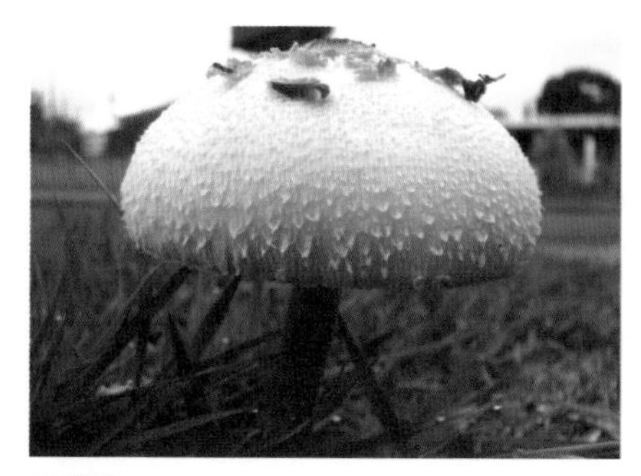

綠褶菇

小托柄鵝膏菌（*Amanita farinosa*）

小托柄鵝膏菌為香港常見的野生菌類，在夏秋兩季經常可以在郊外發現，其外貌跟食用菇非常類似，但是它含有鵝膏蕈鹼（amanitin）及鬼筆毒素（phallotoxin）。食用後初期會出現如一般腸胃炎的徵狀，包括肚痛、嘔吐及腹瀉，徵狀稍後會短暫緩和，但是如果仍然不及早治理，在數天後將可惡化為急性肝衰竭，甚至致命。

綠褶菇（*Chlorophyllum molybdites*）

綠褶菇內含腸胃毒素，能夠引致類似腸胃炎的徵狀，包括噁心、嘔吐、肚痛及腹瀉，嚴重的可引致脱水及休克。治療方法為補充水分及電解質的支援療法。

毒藤草（poison ivy）

毒藤草屬於漆樹科，普遍於美國郊外生長。毒藤草的外形特徵是由三塊小葉組成的三出複葉，所以毒藤草的另一名稱為「三葉毒藤」，在香港也有機會找到它們的蹤影。另外它的親戚「漆樹」亦是本地品種，同樣可以導致類似的問題。皮膚如果直接接觸毒藤草，其分泌出來的漆酚（urushiol）會引起過敏性皮膚炎，患處會出現紅腫，甚至水泡，非常痕癢。如果毒藤草接觸臉部，可以造成臉部腫脹，嚴重者可以導致呼吸困難。一般這些過敏性皮膚炎在一至兩星期便會自然消退，但是如果不小心處理，也可以惡化至繼化性傷口感染。

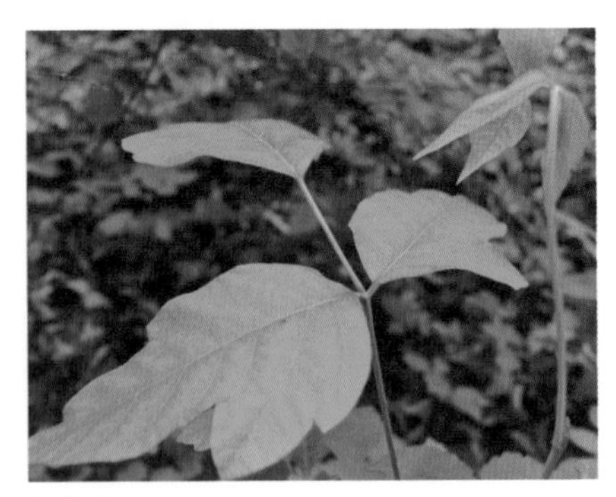

毒藤草

一般中毒後處理

吞下不同的有毒植物或菌類都會出現不同的症狀，但是若懷疑傷病者可能已吞服有毒植物或菌類，不要再讓他飲食，以免嘔吐時，嘔吐物阻塞氣道。監察傷病者的維生指數及清醒程度，並應該儘快求醫。如果可以，帶同剩餘的植物或菇類到醫院，方便醫生辨認及安排化驗。如果傷病者的清醒程度下降，便需要將他放置於復原臥式（圖

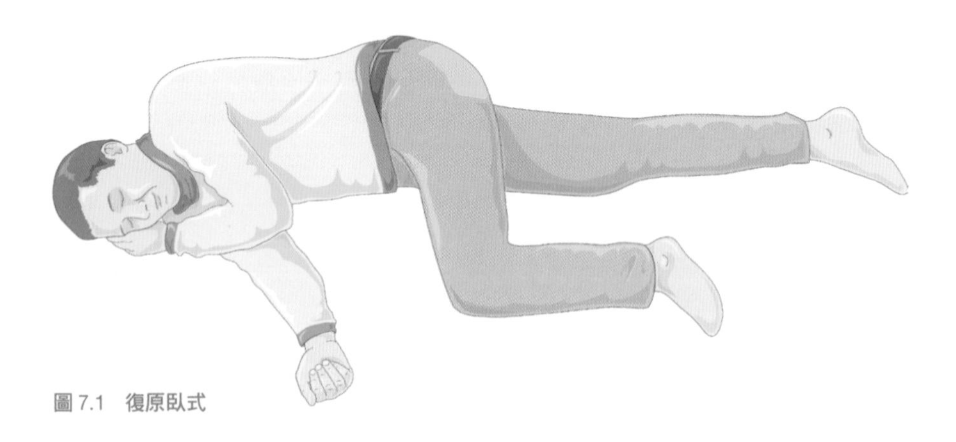

圖 7.1　復原臥式

7.1），並清除口腔內的嘔吐物，保持氣道暢通。如果傷病者變得不省人事也沒有正常呼吸，更要為他進行心肺復甦法（詳見第三章〈心肺復甦法〉）。

最佳的處理方法是預防，不要隨便接觸可疑的植物。對於毒藤草，外國有真言：「Leaves of three, let it be」。如果不慎接觸到毒藤草，應該脫下受污染的衣物，並用肥皂水溫柔地沖洗皮膚，若仍然出現皮膚徵狀，便需要就診求醫，一般可以使用抗組織胺藥物來減低痕癢，類固醇藥膏來控制過敏性皮膚炎，甚至抗生素來處理繼發性傷口感染。

第八章

野外創傷

野外常見創傷與出血

在野外活動，一不小心可以引致不同種類的創傷，部分創傷的傷勢可能看似輕微，但是如果處理不當，會令傷勢加劇，引致併發症，甚至造成永久性的傷害。對不同種類的創傷有適當了解，可以在遇上有關情況時提供合適的急救治療，從而控制傷勢，減低出現併發症的可能。另外，因創傷而造成的傷口流血亦是在野外常常發生的問題，控制出血能夠預防出現低血容性休克（詳見本章〈休克〉）。

出血類型

出血可以分為外出血（external bleeding）及內出血（internal bleeding）。外出血是指血液經由皮膚表面的傷口流出，而內出血則指血液經身體內破裂的血管流出，但是並沒有離開身體。內出血包括較輕微的挫傷所造成的皮下瘀血，也包括較嚴重甚至可以致命的內臟出血，如肝臟或脾臟出血。幸好可致命的內出血在野外不常遇見，除非是嚴重創傷。

除了以上分類，出血亦可以根據流血的血管類型來劃分：

1. 微絲血管出血

這種出血是最常見的，血管直徑較小，血液只會緩慢地滲出，一般使用直接壓法都能有效止血。

2. 靜脈出血

靜脈是把血液帶回心臟的血管，由於血液已流經動脈、微血管，所以靜脈的血壓較動脈低。但其血管直徑較微絲血管大，所以血液流出的速度較微絲血管出血為快。靜脈的血含氧量較低，所以流出的血液呈深紅色。

3. 動脈出血

這是最危險的情況，由於動脈是把血液從心臟帶至身體組織，其血壓較高，動脈出血可以好像小噴泉從傷口噴出。如果受損的動脈直徑較大，直接壓法可能沒法控制出血。動脈的血含氧量較高，所以流出來的血液呈鮮紅色。

一般較輕微的出血可以利用直接壓法來止血，但是如果遇上較嚴重的出血，可能要使用一些輔助工具來儘快止血。

凝血過程

在正常的情況下，血液只會在血管內流動，但是遇上創傷，血液可以經過破裂的血管流出而出血，身體會啟動一個複雜的凝血程序來防止繼續出血，準備跟著的修補工作。一般整個凝血過程可以分為三個階段（圖 8.1）：

1. 血管期（vascular phase）

因應血管受創，血管內的肌肉會反應性收縮，減少血液由破裂的地方流出。

2. 血小板期（platelet phase）

血液內的血小板（platelet）會聚集並黏附在受傷血管的內壁，形成一個初步的血小板血栓，堵塞傷口。

3. 凝固期（coagulation phase）

血液內的凝血因子（clotting factors）經過一連串逐步的激活過程，最後形成纖維蛋白原（fibrinogen），穩固血栓。

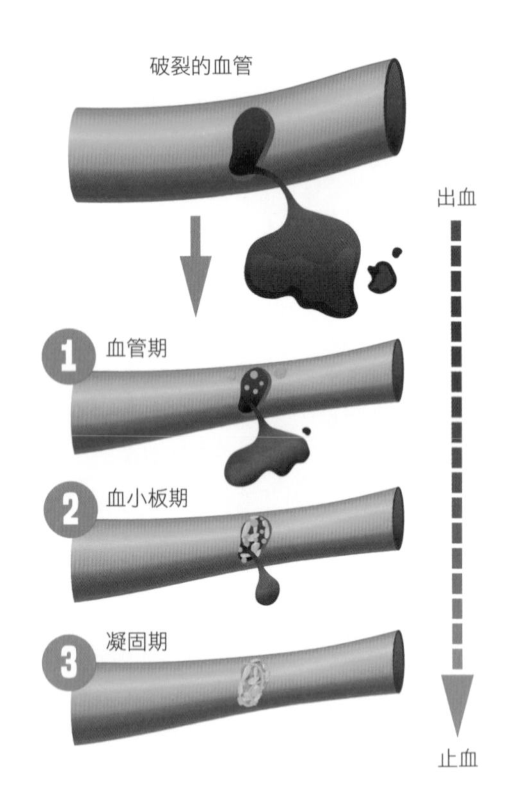

圖 8.1 凝血過程

不同種類的創傷

擦傷(abrasion)

擦傷指皮膚表面被粗糙的接觸面,如地面磨損。最常在野外發生的擦傷是由跌倒引致,一般擦傷的傷口較淺,只是表皮破損,皮下的組織及神經末梢仍未受損,所以不會流太多血。但是輕微接觸擦傷的傷口,亦可以令傷病者感到劇痛。此外,由於傷口有可能被地上的泥土或沙粒污染,甚至嵌入皮膚組織內,容易將細菌帶入傷口,如果處理不當,可能導致傷口感染。

切割傷(cut wound)

切割傷指皮膚被利器,例如刀子、剪刀等切割而受傷。切割傷的傷口邊緣一般較為齊整,傷口內藏異物機會較低,但是如果傷及血管,尤其是傷及動脈,可能導致大量出血。另外如果切割傷及手部或足部,有機會切斷手掌或腳掌肌腱,影響手指或腳趾的活動。

裂傷(laceration)

裂傷一般是由外力撞擊下而致傷處爆裂,例如摔倒時手掌或下頦撞在地上。裂傷傷口通常不太整齊,部分裂傷由於衝力大而造成較大的傷口,因而也可能導致大量出血。

刺傷(puncture wound)

刺傷是由於皮膚被尖鋭而細小的器具穿透而成,雖然在外觀上刺傷在皮膚的傷口很小,但是由於深層的組織及器官也可能受損,可以引致嚴重後果,例如內出血或傷口感染等。如果刺傷胸部或腹部,也可以出現內臟受傷的情況,另外亦需要留意有沒有異物藏在傷口內。

在野外處理創傷的基本原則

出血處理

如果傷口不斷出血，應該儘快止血，以免因為出血過多而引致休克。最簡單的方法是使用直接壓法（direct pressure），在流血的地方施壓，阻止血液從破損的血管流出，讓血液內的血小板及凝血因子有足夠時間製造血凝塊，達到止血的效果。施行直接壓法時，施救者最好先戴上手套，保護自己，用敷料蓋在傷口上，再直接在傷口上施壓，亦可以使用彈性繃帶加壓代替人手施壓。如果出血情況持續，敷料已經被血完全潤濕，不用移除敷料，可以在上面加放新的敷料再施壓。假如發現傷口有異物嵌入，不要隨便將之拔出，因為異物可能正堵塞血管的破口，阻止出血，拔出後可以令傷口即時大量出血，應該使用敷料將異物固定，再從旁邊施壓止血。

但是遇上嚴重出血，尤其是直徑較大的動脈出血，例如橈動脈和肱動脈，直接壓法可能未必能夠有效止血，也許需要考慮使用止血敷料或止血帶。止血敷料是將一些能夠加快凝血的物質，例如高嶺土（Kaolin clay）或幾丁聚醣（chitosan）等加入敷料，使用時需要將敷料直接塞入傷口內才能發揮效用。以往在直接壓法無效時，也會建議使用間接壓法（indirect pressure）來止血，即是找尋傷口較上方的主要動脈按壓，減少血液經該動脈流向傷處，控制出血，例如前臂有嚴重出血，找尋在上臂的肱動脈（brachial artery）按壓。但是最新的國際急救指引指出，間接壓法不容易達到止血的效果，所以現在已經不建議使用。

止血帶一向以來都只是在戰爭中為受傷的士兵使用，近年來也擴展至民間，在肢體嚴重出血而直接壓法沒有效時使用。止血帶的原理是用帶環繞傷口較上位置，施行高於動脈收縮壓（systolic blood pressure）的壓力，令血液不能經動脈再由傷口流出。如果施救者曾經受訓使用止血帶，施行止血帶達兩小時也不會出現嚴重併發症，但是如果未有受訓便使用止血帶，有可能施壓不足，不能止血，亦可能施壓太高，傷害被壓組織，亦有可能將止血帶放置在不正確的地方，如將止血帶直接放置在傷口上會壓壞傷口附近的組織，如放置在關節上也會令止血帶不能把壓力施放在血管上。另外放置止血帶後並不主張間歇放鬆止血帶讓血液回流到傷肢，以免傷口再次大量出血。現代的止血帶設計令大家更方便使用，甚至自己可以單手運作為自己的上肢止血，但是如果在野外發生嚴重出血，身邊又沒有止血帶，可以嘗試利用三角巾及小木棒作臨時止血帶之用（圖 8.2）。

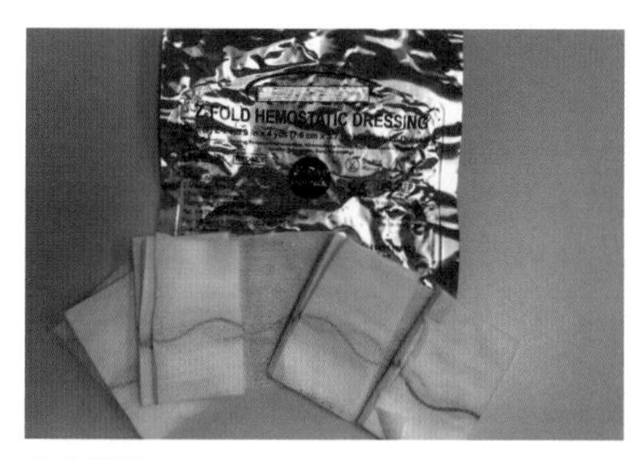

止血敷料

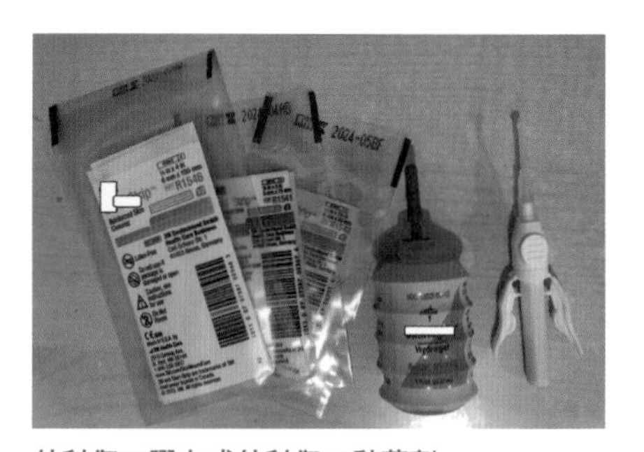

外科傷口膠布或外科傷口黏著劑

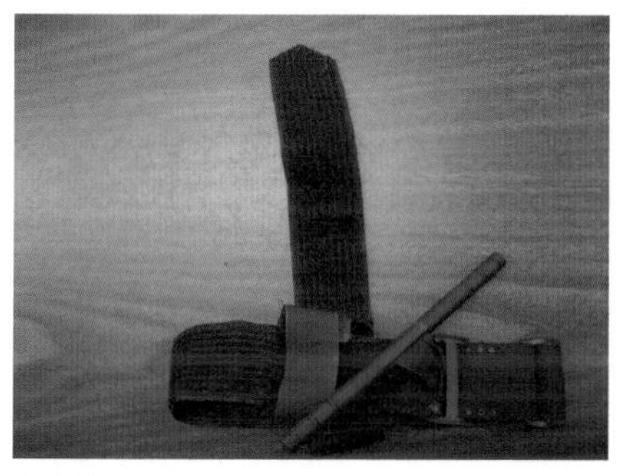

止血帶

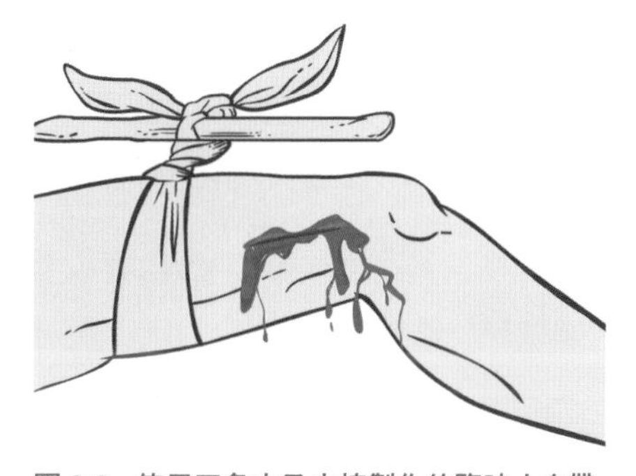

圖 8.2　使用三角巾及木棒製作的臨時止血帶

傷口護理

施救者應該避免直接用手接觸傷口，戴上手套後可以使用清水（蒸餾水與礦泉水皆可）沖洗已經止血的傷口，將傷口內的污物清除，然後用敷料或清潔紙巾拭乾，再蓋上清潔敷料。處理較污染的傷口可以用加壓方法沖洗，利用針筒或一個清潔的密實袋，放入清水後，再在袋上刺一小孔，擠壓出來的水流可以達到加壓沖洗的效果。裂傷或切割傷的傷口，如果並不是嚴重污染的，可以利用外科傷口膠布或外科傷口黏著劑來作傷口縫合，再蓋上敷料。

在野外很多時候需要一段時間，甚至可能數天後才能到達有醫療設備的地方跟進傷口的處理，所以在未有正式處理前，必須監察傷口的狀況，如果傷口分泌增加，甚至化膿，或傷口附近出現紅腫，傷病者申訴傷口越來越痛，甚至身體出現發燒，都可能代表傷口已經受細菌感染而發炎。如果傷口真的出現發炎，最理想的做法是儘快求醫，接受適當治療，但是在環境因素影響下，在野外的傷病者需要自行處理，直至到達有醫療設備的地方，這時候可以每天使用消毒藥水或乾淨清水沖洗傷口，再在傷口塗上抗生素藥膏，希望可以暫緩傷口惡化，爭取時間求醫。

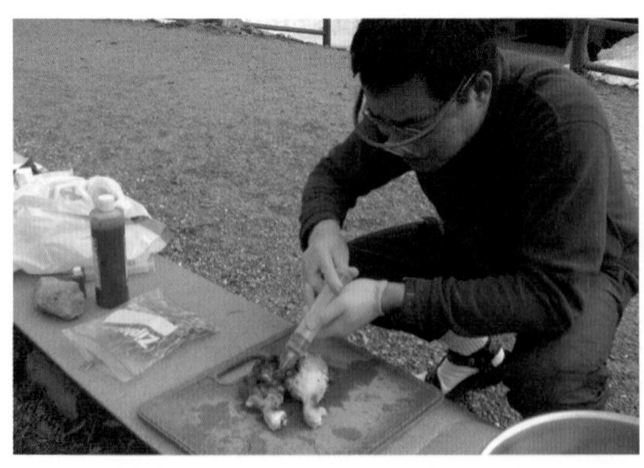

筆者在美國參加野外高級生命支援術課程（WALS）時，練習傷口清洗。

野外常見軟組織受傷

人體的軟組織一般指負責支撐軀幹及協助肢體活動的肌肉、韌帶及肌腱等，但是在廣闊的定義上，軟組織也包含其他非骨骼性的組織，例如血管、神經線及皮下組織等，在本文介紹的軟組織受傷將以前者為主。

肌肉可以分為橫紋肌（striated muscle），又稱骨骼肌（skeletal muscle）、平滑肌（smooth muscle）及心臟肌（cardiac muscle）。平滑肌主要分佈在內臟，而心臟肌則構成心臟主要部分，橫紋肌就是控制身體軀幹及肢體做出各種不同動作的肌肉。肌肉的末端會轉成肌腱（tendon），與骨骼連接，肌肉收縮，通過肌腱拉動骨骼沿著關節而活動。骨骼與骨骼由關節（joint）連接，並由韌帶（ligament）維持關節的穩定性（圖 8.4），如果韌帶受損，有可能令骨骼無法保持在原有位置（即半脫位或不全脫位，subluxation），甚至脫位。

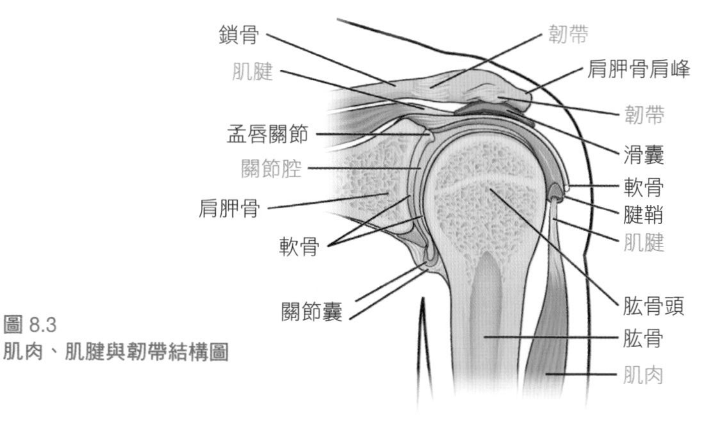

圖 8.3
肌肉、肌腱與韌帶結構圖

挫傷

挫傷（contusion）是皮膚被鈍物撞擊而造成，雖然皮膚仍然完整，但是皮下的軟組織已經出現損傷，甚至因為皮下微絲血管爆裂而滲血，形成皮下瘀血（bruise），更多血液積聚更可以形成血腫（hematoma）。即使血液並沒有於體外流失，但是嚴重的血腫亦可以引致失血性休克，尤其是傷病者有凝血障礙問題，例如血友病患者或服用抗凝血藥人士。

處理挫傷的急救方法可以按照一般處理軟組織受傷的方法，如果傷病者出現失血性休克，亦可以按照休克急救方法處理（詳見本章〈休克〉）。

關節扭傷

當關節過分地伸展，超出正常的範圍，令韌帶損傷，便會造成扭傷（sprain）。受傷的部位會出現腫脹及疼痛，嚴重傷病者的關節更不能活動，如果韌帶被完全撕斷，關節更會變得不穩定，可以出現半脫位甚至脫位。在野外最常見的扭傷是足踝扭傷（俗稱拗柴），足踝因為過分向內屈曲而造成扭傷，甚至導致外側的韌帶撕裂，足踝向外屈曲的情況較少出現，因為內側的韌帶較堅固，所以內側扭傷不常遇見。

足踝扭傷可以按嚴重程度分為三個等級（圖 8.4）：

第一級：韌帶輕微損傷，關節仍然穩定，患處會出現腫脹，傷病者仍然可以活動；

第二級：韌帶損傷較嚴重，部分被撕裂，除了患處出現更嚴重的腫脹外，傷病者步行會感到困難及痛楚；

第三級：韌帶完全撕裂，有可能連帶骨折，關節會變得不穩定，傷病者一般不能繼續步行。

處理關節扭傷的急救方法可以按照一般處理軟組織受傷的方法。

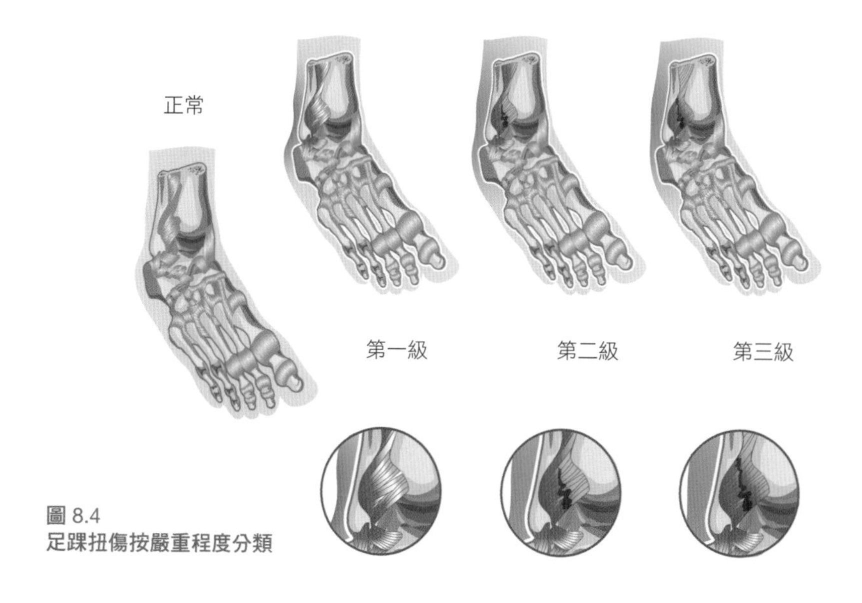

圖 8.4
足踝扭傷按嚴重程度分類

肌肉扯傷

當肌肉在活動時被過分拉展，便會導致肌肉纖維撕裂而受傷（muscle strain）。傷病者會在運用有關的肌肉時感到突然的劇痛，甚至聽到撕裂的聲音，由於痛楚的關係，一般傷病者都不能繼續利用受傷的肌肉來活動。此外，患處會出現腫脹，甚至稍後從撕裂肌肉滲出的血液會在皮膚下形成瘀血或血腫，觸摸患處或拉展受傷肌肉都會加劇痛楚。在野外較常發生的是小腿肌肉扯傷（圖 8.5），特別是腓腸肌（gastrocnemius），當我們突然發力急速跑步時，有可能扯傷小腿肌肉。

小腿肌肉扯傷可以按嚴重程度分為三個等級：

第一級：小腿肌肉輕微扯傷，觸摸患處會感到痛楚，伸展小腿或步行會令痛楚加劇；

第二級：小腿肌肉扯傷較嚴重，患處會感到痛楚及出現腫脹，走路會出現困難；

第三級：小腿肌肉完全扯裂或斷開，患處會感到劇痛，出現血腫，不能活動，斷開的肌肉會收縮至兩端，中間的部分會凹陷下來。

處理肌肉扯傷的急救方法可以按照一般處理軟組織受傷的方法。

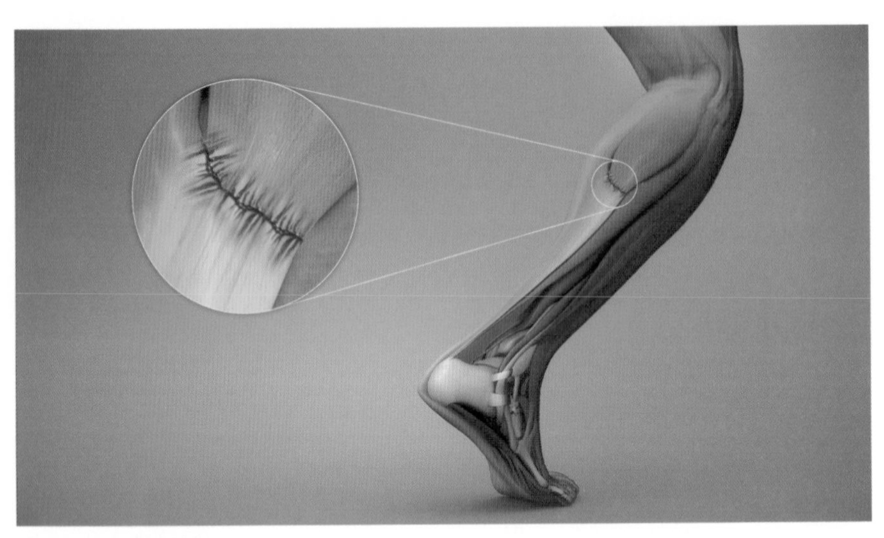

圖 8.5 小腿肌肉扯傷

肌肉抽筋

當進行劇烈運動前沒有適當的伸展活動、肌肉過勞或在酷熱天氣下活動引起電解質失調（詳見第四章〈熱病（中暑）〉），肌肉會出現突發性不自主地收縮，產生劇痛（muscle cramp）。由於肌肉痙攣及疼痛，傷病者通常不能繼續活動，在野外較常出現的肌肉抽筋包括腳趾抽筋、小腿抽筋及大腿抽筋。

在野外處理肌肉抽筋的方法跟平常時的處理手法大同小異，主要是透過靜態伸展（static stretching）的方法令肌肉鬆弛，再輕柔按摩患處的肌肉。

腳趾抽筋

如果傷病者能夠站立，可以讓他用腳尖站立，拉鬆腳底連接腳趾的肌肉。如果不成功，可以讓傷病者躺下，再將他的腳趾向上推，肌肉鬆弛後再施行按摩。

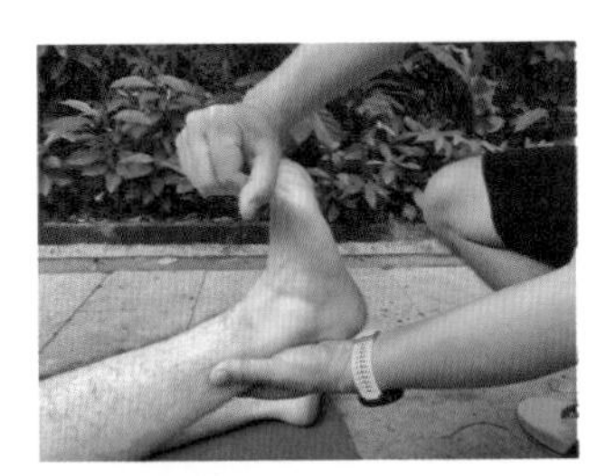

腳趾抽筋急救

小腿抽筋

首先讓傷病者躺下，伸直膝部，再將整隻腳掌向上推，再按摩小腿肌肉。

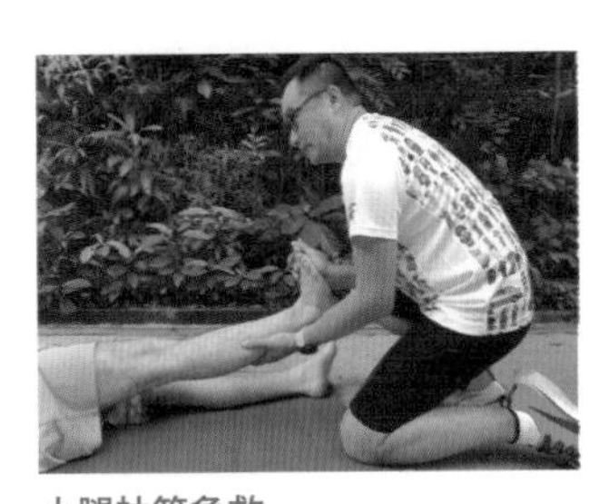

小腿抽筋急救

大腿抽筋

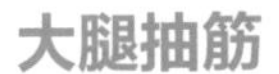

如果是大腿前方的肌肉，四頭肌（quadriceps）抽筋，可以嘗試扶著固定的物件站著，再用手拉著小腿，向後拉。

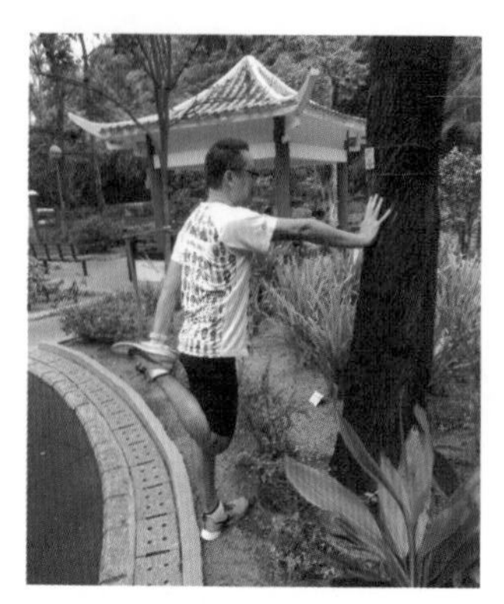
前大腿抽筋急救

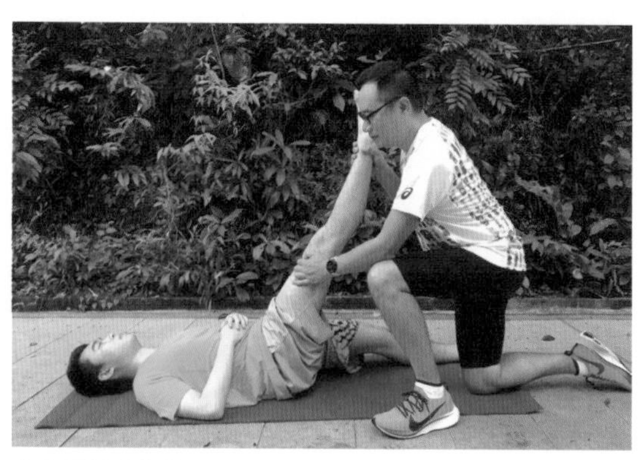
後大腿抽筋急救

如果是大腿後方的肌肉，膕旁肌（hamstring）抽筋，可以先讓傷病者躺下，用拉筋帶或由旁人協助將大腿向前推，將肌肉拉鬆。

如需要長時間進行高強度活動，可在活動進行前進食香蕉，減低抽筋的風險，但中途亦需要繼續補充。

軟組織受傷處理

一般軟組織受傷包括挫傷、扯傷及扭傷可以採用「RICE」的原則來處理（圖8.6）：

R – Rest：將傷病者置於舒適的位置，並讓受傷的部位休息，避免傷勢惡化。

I – Ice：用冰敷或冷敷患處，每兩至四小時敷一次，每次15至20分鐘，在創傷後早期（一般認為在48小時內），能夠通過將血管收縮，減少血液流往受傷的部位，控制腫脹。此外，將患處溫度下降，亦有助減輕痛楚。但是在野外地方，除非在冰地，否則不容易找到冰塊，可以嘗試利用清涼的河水濕透毛巾代替，但是由於河水溫度不及冰塊低，所以需要較長的冷敷時間及間中要更換毛巾。

C – Compression：用繃帶包紮傷處，固定及控制腫脹，亦可以減低短期再受傷的機會。

E – Elevation：抬高受傷的肢體，可以借助地心吸力，液體向下流的特性，令積聚在皮下組織的水，可以經由附近的淋巴管輸送至胸管，最後回流入血液循環系統，減輕患處腫脹。

RICE

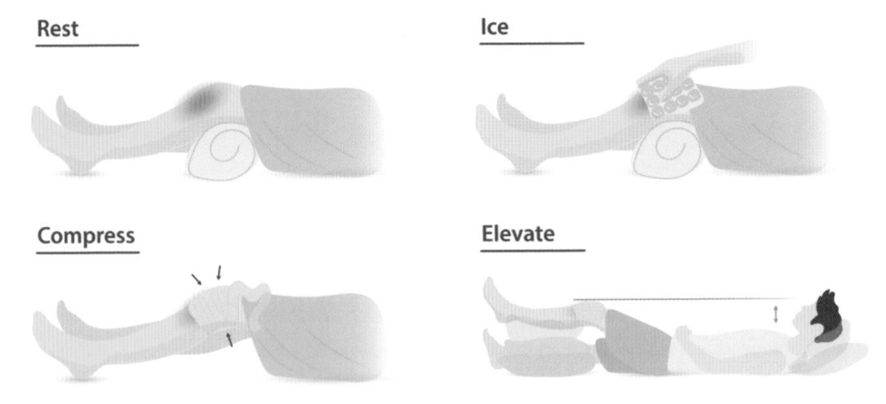

圖 8.6　RICE 軟組織受傷急救法

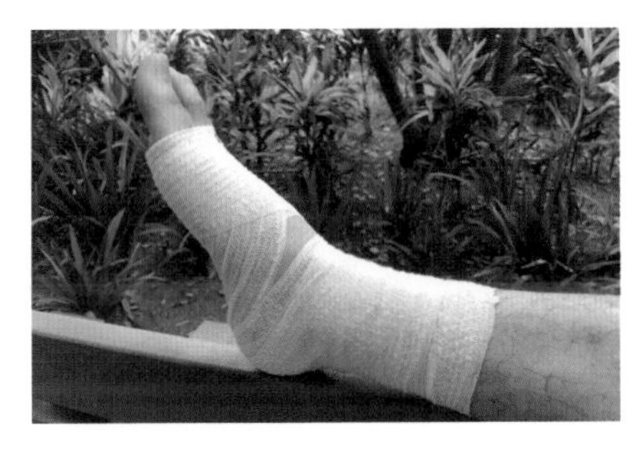

用繃帶包紮扭傷的足踝

骨折及關節脫位

人體的肌肉骨骼系統（musculoskeletal system）由肌肉及骨骼組成，主要功能包括支撐身體軀幹、提供活動能力及保護身體主要器官，例如腦部及心臟等。人體在出生時大約有 270 塊骨，隨著身體成長，部分骨塊會連結一起，到達成年時，人體只餘 206 塊骨。骨骼與骨骼之間由韌帶等軟組織連結，稱為關節，關節的活動範圍會因骨骼的形狀、軟組織的結構等而不同。肌肉骨骼系統上的肌肉都是橫紋肌，人體大約有六百多組橫紋肌，透過肌腱連接到骨骼，利用不同組合的肌肉收縮或伸展，使骨骼在關節上移動。

人體的骨骼雖然堅硬，但是遇上龐大的外力，令骨骼過度彎曲或拉扯，都可以令骨骼破裂甚至折斷，稱為骨折（fracture）。外力施行在關節上，雖然不致造成骨折，但是如果關節上的韌帶嚴重撕裂，骨骼連接關節的一端會脫離關節內原來的位置，稱為關節脫位（joint dislocation）。

骨折和關節脫位都是較嚴重的肢體受傷，在野外出現骨折和關節脫位的最常見原因是由於跌倒或從高處墮下。受傷的部位除了感到痛楚及出現紅腫外，活動功能也可以受限制，最嚴重的情況是骨折或關節脫位拉扯或刺穿鄰近血管或神經線令其受損，影響傷處遠端的血液循環或活動能力，如果不及時處理，可以造成永久傷害。

骨折可以有以下不同的分類方法（圖 8.7）：

1. **按骨折有否穿透皮膚造成傷口分類**：閉合性骨折（close fracture）、開放性骨折（open fracture）；
2. **按骨折折口的形態分類**：橫骨折（transverse fracture）、縱向骨折（longitudinal fracture）、斜行骨折（oblique fracture）及螺旋骨折（spiral fracture）；
3. **按產生骨折的受傷機制分類**：扯裂性骨折（avulsion fracture）及壓迫性骨折（compression fracture）；
4. **按骨折部分有否移位分類**：移位性骨折（displaced fracture）、無移位性骨折（non-displaced fracture）；
5. **按骨折的形態分類**：粉碎性骨折（comminuted fracture）、嵌入性骨折（impacted fracture）；
6. 兒童骨骼較為柔軟有彈性，當受力彎曲時，可以造成骨的一側有裂但另一側完好，一種不完全的骨折，稱為青枝骨折（greenstick fracture）。

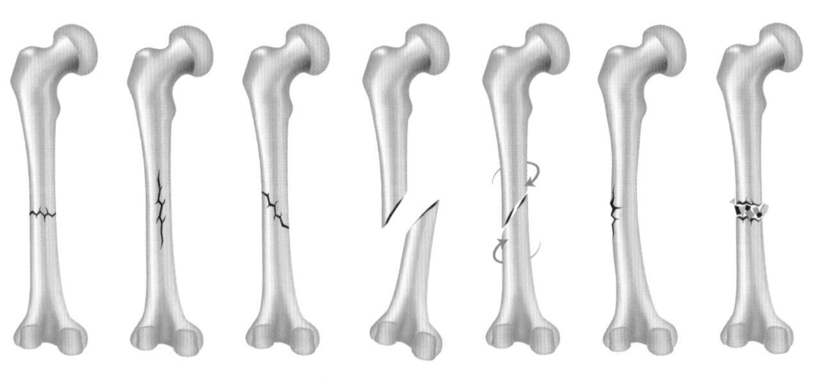

圖 8.7　骨折種類

在野外常見的骨折及關節脫位

鎖骨骨折（clavicle fracture）

鎖骨（clavicle）是肩膀上一塊「S」狀的骨，主要功能是將上肢連接到身體主幹。通常此處出現骨折的原因是由於跌倒，肩膀著地而造成，骨折的位置亦以鎖骨的中央部分為多。鎖骨骨折後，傷處會腫起及感到劇痛，肩膀活動會令痛楚加劇。傷病者多會用手托著受傷一邊的上肢，並將頭側向受傷一方，以減輕痛楚。由於鎖骨貼近皮膚，如果鎖骨骨折移位嚴重，皮膚可以被刺穿，造成開放性骨折。

肩關節脫位（shoulder dislocation）

肩關節主要是由肱骨（humerus）、鎖骨及肩胛骨（scapula）組合而成。由於肩關節的活動範圍廣闊，可轉向不同方向，關節的靈活性需求很大，所以肩關節跟其他關節不同，肱骨和肩胛骨接觸面很小，肩關節主要是依靠周邊的肌肉才能穩定地保持在適當位置，尤其是旋轉肌（rotator cuff）。肩關節脫位是最常見的關節脫位，大約佔所有關節脫位的 50%，而當中超過 90% 是由向前脫位，通常是跌

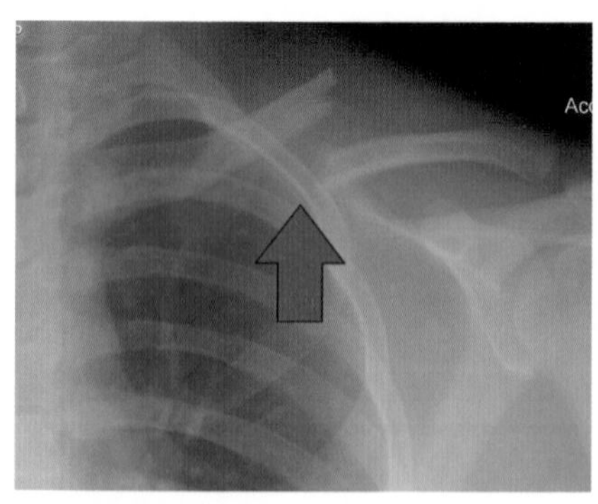

鎖骨骨折

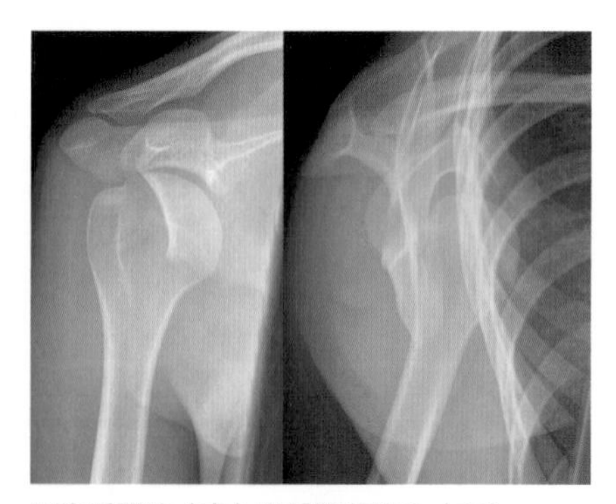

正常肩關節（左）與肩關節脫位（右）

倒時，手掌著地，上肢伸直及向外旋，外力傳至肩關節導致脫位。傷病者會感到肩膀劇痛，不能活動，並需要用另一隻手扶托受傷的手。外觀上，受傷的肩膀會呈方形，身體也會向受傷一方側斜。

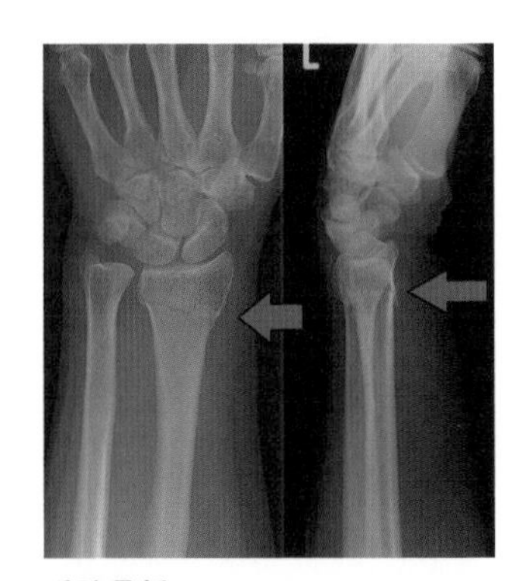

手腕骨折

手腕骨折（wrist fracture）

手腕是由腕骨（carpal bones）及遠端的尺骨（ulna）和橈骨（radius）組合而成。遠端橈骨骨折為最常見的手腕骨折，此骨折又名柯力氏骨折（Colles' fracture），通常是由於跌倒時手掌著地造成，傷病者會感到手腕劇痛及腫脹，如果骨折發生移位，手腕甚至會出現變形。

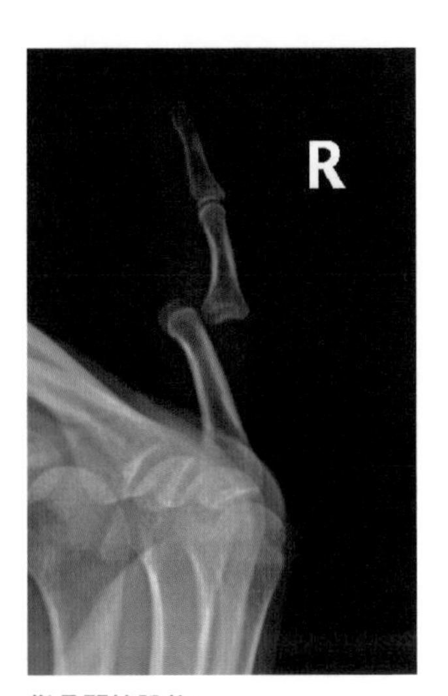

指骨關節脫位

指骨關節脫位（finger dislocation）

手指上的指間關節（interphalangeal joint）脫位是其中一種在野外活動意外常見的關節脫位，一般是向後移位較為常見，通常發生於俗稱「拮魚蛋」意外，伸直中的手指撞向前面的硬物令手指於指間關節向後翻而造成。除了感到痛楚外，受傷的手指會變形，相關的指間關節亦不能活動。

髕骨脫位（patellar dislocation）

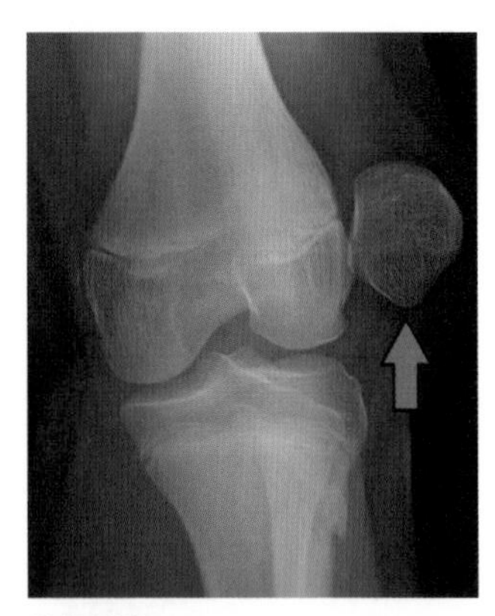
髕骨脫位

髕骨（patellar）是在膝蓋關節前方的一塊小骨，俗稱「菠蘿蓋」，上方連接四頭肌肌腱（quadriceps tendon），下方連接髕骨肌腱（patellar tendon）。最常見的髕骨脫位是向外側脫位，一般是在膝蓋彎曲時，外力令內側韌帶過分拉扯而扯斷，使髕骨在內側沒有支持下向外滑出。髕骨脫位後，傷病者會立刻感到膝蓋痛楚，膝蓋會腫脹及彎曲至大約30度，不能活動，髕骨亦會明顯地移往外側。

腓骨骨折（fibula fracture）

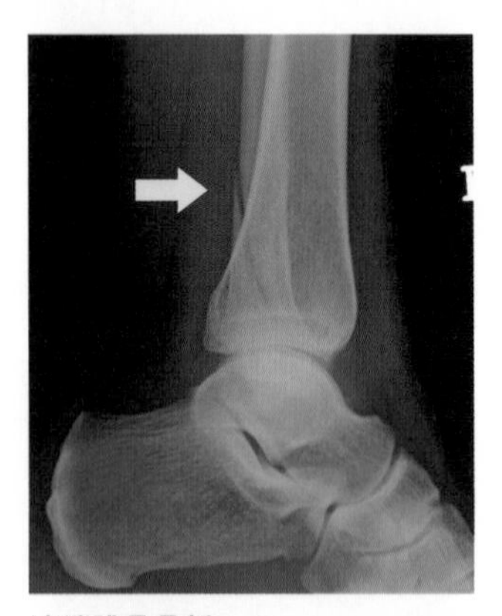
遠端腓骨骨折

腓骨（fibula）是小腿外側的一根長條狀的骨，上端及下端均跟脛骨（tibia）連接，不同的受傷機制（mechanism of injury）能夠引致不同部分的腓骨骨折。在野外發生的腓骨骨折多是由於足踝向內扭而造成腓骨下端骨折，這亦是最常見的足踝骨折。傷處會感到劇痛及腫脹，有時更會同時發生蹠骨骨折，較嚴重的傷病者可能因此不能走動。

蹠骨骨折（metatarsal fracture）

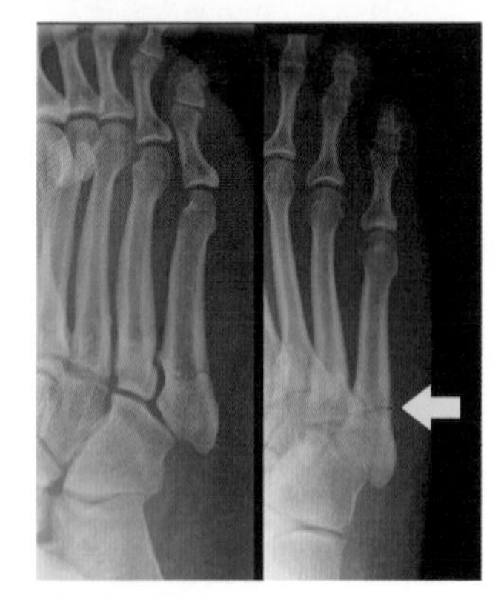
蹠骨骨折

蹠骨（metatarsal）俗稱腳掌骨，第五蹠骨為最外側的蹠骨，亦是最常出現骨折的蹠骨，普遍的原因是由於足踝向內扭而造成扯裂性骨折。受傷後腳掌外側會感到疼痛及發腫，步行會令痛楚加劇。

在野外骨折及關節脫位的處理

在沒有X光協助診斷下，在野外分辨有否骨折或關節脱位並不容易，所以應該在確定現場環境安全後，才為傷病者進行急救。首先處理可能危及生命的傷勢，例如氣道阻塞或出血等，跟著才處理肢體的受傷。而基本的精神是固定傷處，例如在傷處周邊加上軟墊，避免不必要的活動，從而控制傷勢，以免惡化。

但是在野外的環境，遠離醫療設備，緊急救護服務未必可以迅速到達的情況下，某些特定的關節脫位，例如指骨關節脫位、髕骨脫位及肩關節脫位，或可考慮在現場進行關節復位。但是在進行前必須了解潛在的風險、在現場診斷的準確性及在沒有適當麻醉下進行的可能困難等。如果復位過程遇上困難或傷病者感到劇痛，施救者應該立即停止及保護傷處，留待醫護人員處理。

指骨關節復位

一般指骨關節復位的程序並不困難，在關節脫位的手指施行拉力，拉直手指，關節便會復位；一些可能較困難的個案，例如關節移位距離較遠，可能需要施救者在施行拉力之餘，用另一隻手將脫位的指骨推回（圖8.8）。完成後再用醫療膠布將受

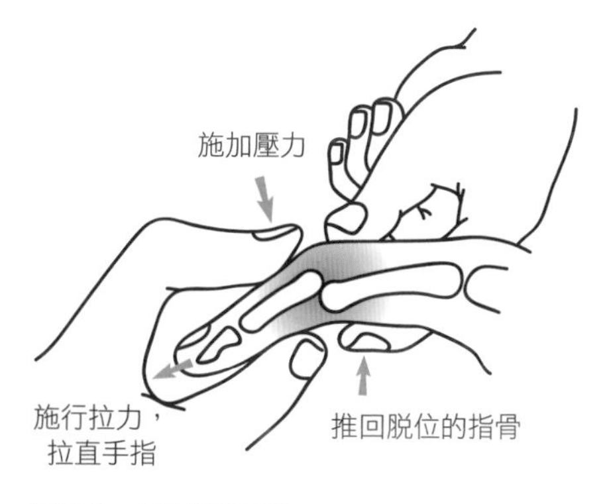

圖 8.8　指骨關節復位

傷的手指跟旁邊的手指固定在一起，避免再次脫位。如果復位不成功，應該將受傷手指用足夠敷料保護及保持位置不變，儘快求醫。

髕骨復位

髕骨復位首先要將一隻手抓住足踝，另一隻放在受傷膝蓋的外側，拇指將髕骨向內推，同時抓住足踝的手可以將腿慢慢拉直，復位成功時施救者會感到髕骨回彈到原來位置。復位完成後，可以用繃帶包紮膝蓋，減低腫脹。如果情況許可，使用夾板保持膝蓋伸直，避免因膝蓋彎曲時令髕骨再次脫位。如果復位失敗，應該用軟墊協助膝蓋保持在現有狀態，儘快求醫。

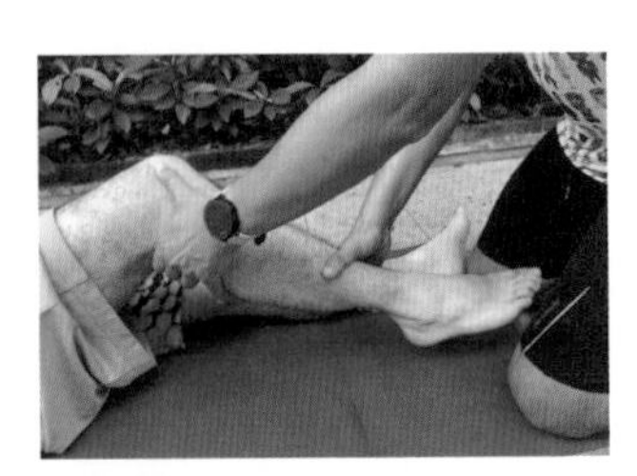

髕骨復位

肩關節復位

如果是首次發生肩關節脫位，在沒有藥物的協助下，關節復位殊不容易；但是如果肩關節脫位是屬於慣常性（recurrent shoulder dislocation），復位相對比較容易，甚至部分傷病者也懂得復位的方法。肩關節復位的方法千變萬化，有些更可以由傷病者自己進行，較安全及容易施行的方法包括：Stimson 方法、Spaso 方法及 FARES 方法。

1. Stimson 方法

傷病者俯臥在較高的地方，受傷的上肢吊在旁邊，在手腕掛上大約五至十公斤重物，一般在 15 分鐘內，關節可以在地心吸力的輔助下，借助上肢及物件的重量將關節拉回復位（圖 8.9）。

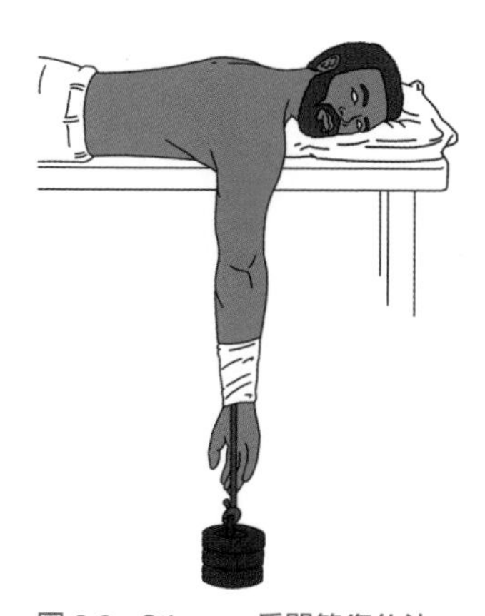

圖 8.9　Stimson 肩關節復位法

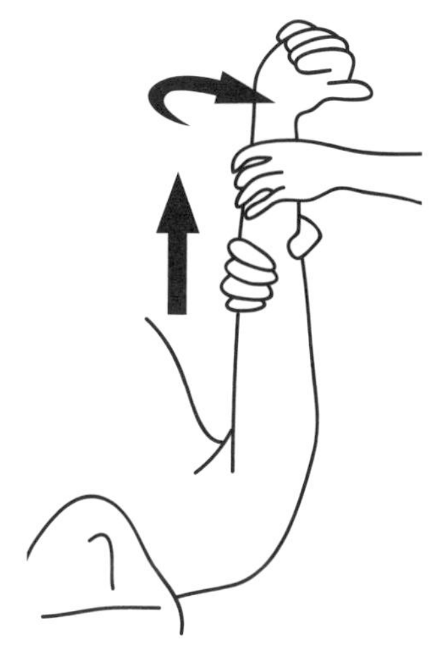

圖 8.10　Spaso 肩關節復位法

2. Spaso 方法

傷病者仰臥在地上，施救者站在較高位置，抓著受傷的上肢，慢慢往上拉並向外旋轉，有需要可以找助手協助固定傷病者的肩部緊貼在地上，關節復位時會感到肱骨回彈（圖 8.10）。

3. FARES 方法

FARES 的意思是快速、可靠及安全（fast, reliable, safe）。傷病者仰臥在地上，施救者抓著受傷的上肢，將其伸直，並上下輕微搖動，幅度約十厘米。同時將傷肢慢慢向外展開，展開至 90 度後再加上將傷肢向外旋，一般傷肢展開至 120 度時關節應該可以復位（圖 8.11）。

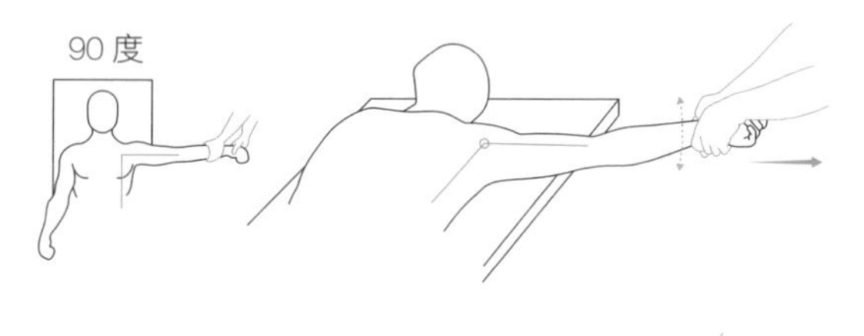

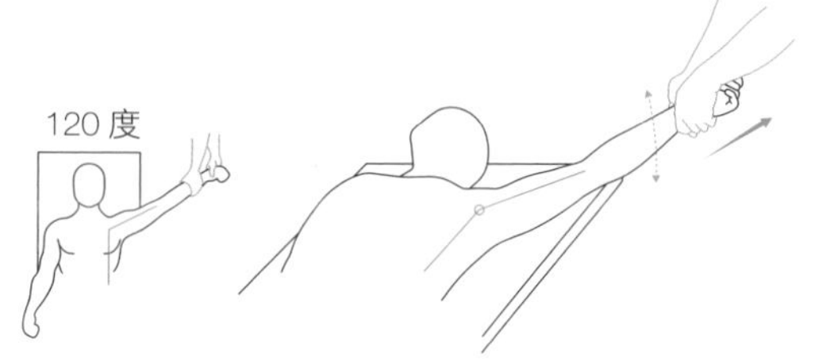

圖 8.11　FARES 肩關節復位法

關節復位後可以使用三角巾摺成大手掛承托傷肢，亦要避免將傷肢提高至肩膀以上位置，以免再度脫位。但是如果復位失敗，應以軟墊及大手掛保護傷肢在原有位置，儘早求醫。

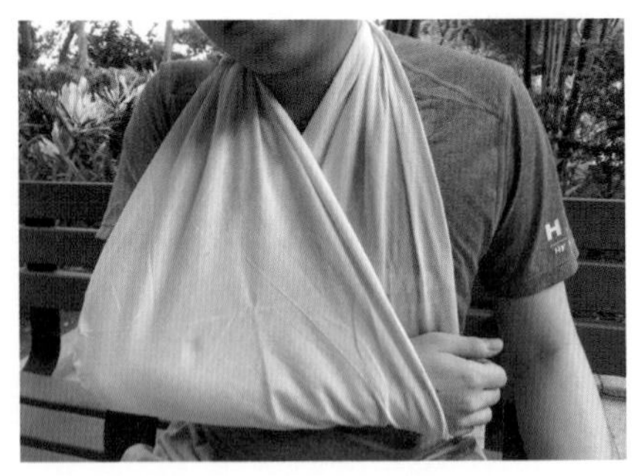

利用三角巾製作大手掛來固定受傷的上肢。

其他創傷或過度運動問題

在野外進行長時間運動時，尤其是需要不斷重複相同的動作，例如長跑或長途遠足，容易造成不同種類的過勞創傷或摩擦問題。大部分的創傷或問題表面上雖然並不嚴重，但是仍然可以令傷病者感到不適，甚至影響行程不能繼續。如果在開始活動前採取適當的準備，能夠有效減低出現這些問題的可能性。

甲下血腫

一般甲下血腫（subungual hematoma）是由於夾傷或被硬物擊中指頭，令指甲下出血，形成血腫，指甲下會出現一片瘀紅。但是在野外長途遠足，尤其是在不平或濕滑的路面下山時，因為需要控制身體不向下衝，行山人士往往會將身體的重心放在腳趾上，令拇趾不斷受壓，也可以造成甲下血腫，有時第二隻腳趾也會同樣出現甲下血腫。由於指甲下的空間有限，沒有多餘空間容納積血，所以在腳趾出現甲下血腫會產生壓力，造成疼痛。

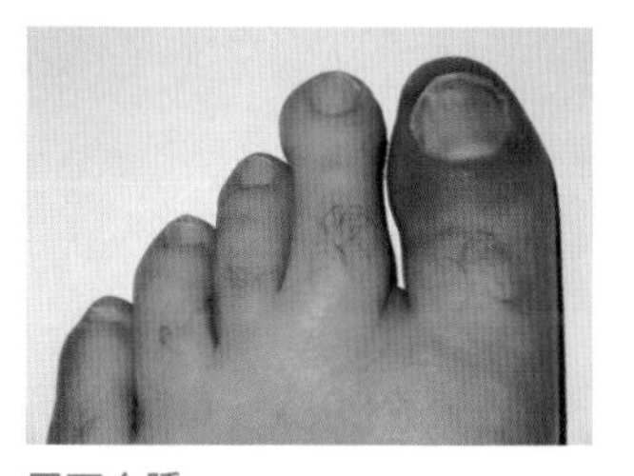

甲下血腫

輕微而不甚痛楚的甲下血腫可以不用特別處理，讓它凝結後隨腳趾甲生長而脱落，但是如果血腫範圍較大及產生劇痛，除了可以服用一般的止痛藥，如撲熱息痛來減輕不適外，亦可以考慮進行甲下血腫引流或稱指甲環鑽（nail trephination）（圖 8.12），排出積血，消除因壓力而產生的痛楚，但是引流必須在48小時內進行，否則積血已凝結，不能排出。引流的程序非常簡單，在消毒腳趾甲表面後，使用針嘴刺入血腫範圍內的腳趾甲，血腫因積壓會自動流出，如果沒有針嘴，也可以使用迴紋針（萬字夾），加熱（令迴紋針更易刺穿腳甲）後來刺穿腳甲，積血可借壓力自然流出。

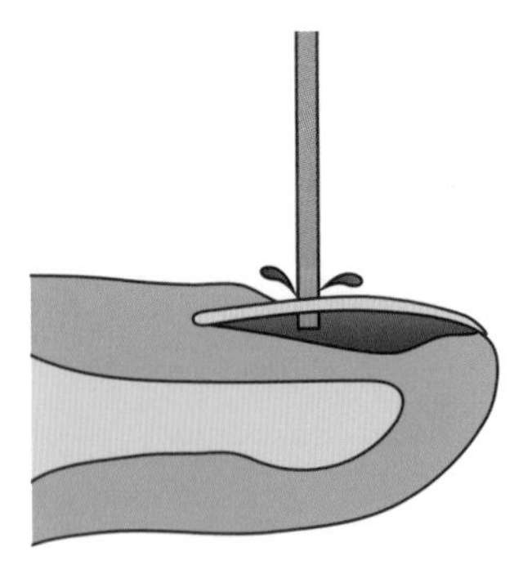

圖 8.12 指甲環鑽

預防甲下血腫首先要適當地修剪腳趾甲，避免腳趾甲太長令趾尖較易受壓。另外，不要選擇鞋頭太硬的行山鞋，行山鞋的大小也要適中，可以穿著較厚的襪子保護腳趾。如果穿著登山靴，在拉鞋繩時注意要拉緊及鎖定足踝附近的鞋繩，減少因下山時因足部向下滑而腳趾壓向鞋頭的機會。

髂脛束症候群

髂脛束症候群（iliotibial band syndrome）是由於過度活動造成膝蓋外側疼痛，是常見的野外問題，特別容易發生在一些平常較少活動，突然參與劇烈運動的人士，例如長距離遠足或攀登高山，過度練習也可以引致髂脛束症候群。髂脛束（iliotibial band）是一組在膝蓋外側的纖維組織，有助維持膝部的穩定性（圖 8.13）。但是在長時間膝蓋屈曲及伸展時，髂脛束不斷跟膝部摩擦，便會引致發炎。

髂脛束症候群的傷病者會慢慢感到膝蓋外側疼痛，活動時間越久，疼痛的程度越大。如果在遠足中出現此症狀，傷病者在下山或下樓梯時感到痛楚加劇，甚至要側身步行才能繼續，猶如「蟹步」。

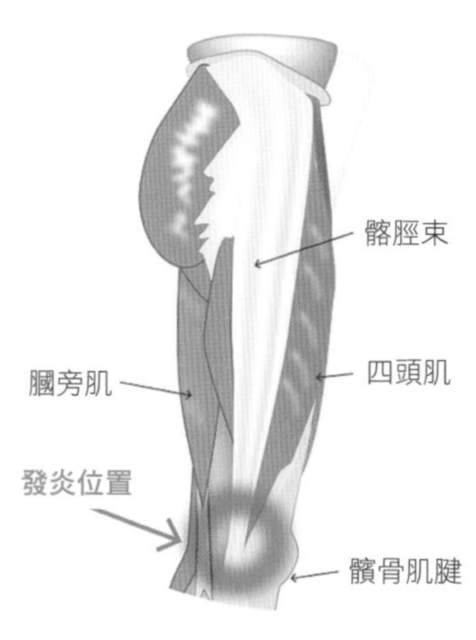
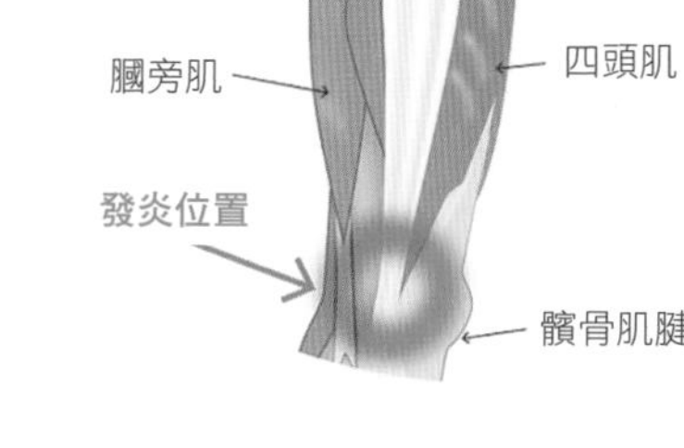

圖 8.13　髂脛束症候群

減低髂脛束症候群發生的伸展練習

髂脛束症候群的傷病者一般需要暫停有關的活動，避免髂脛束發炎的情況惡化，在患處使用冷敷也可以控制病情發作及減輕痛楚，另外服用非類固醇性消炎藥（non-steroidal anti-inflammatory drug）亦可以消退發炎，控制病徵。在開始運動前進行適當的伸展運動可以減低患上髂脛束症候群的機會，伸展的部位包括髂脛束、髖關節外展肌（hip abductor）及臀肌（gluteal muscle）。

水泡

當進行長距離遠足，腳底不斷跟襪子及鞋的內底摩擦，由於較外層的皮膚跟較內層的移動幅度不同，在步行一段時間腳底產生摩擦後，內層及外層的皮膚便開始分離。初時患處出視疼痛的「熱點」（hotspot），如果不進行適當的護理，水泡（blister）便會形成。水泡出現後，患處已較疼痛，如果仍然不理會及處理，水泡會破裂，痛楚程度會加劇，甚至令傷病者不能繼續行程。常見出現水泡的位置都是一些容易受壓或摩擦的地方，包括腳趾底部，前足內側及底部和足踝後面的位置等。

如果患處只是熱點，仍未出現水泡，可以在患處貼上醫用膠布或保護貼，及早處理可以避免水泡形成。如果水泡已經出現，但只是初期形成的小型水泡，也可以考慮在水泡上蓋上醫用膠布或保護貼，並要密切留意水泡的變化。但是如果水泡已經破裂，一般都需要使用消毒藥水清洗患處。如果腳底有較大的水泡，遠足人士繼續行程會感到不適，水泡亦會在稍後的時間破裂，外皮脱落，暴露水泡的底部。水泡的底部猶如一個新鮮的擦傷傷口，輕微接觸已經可以令傷病者感到劇痛。在沒有醫療設施的支援下，在野外可能需要自行刺穿，可以使用乾淨已消毒的針刺破水泡，再蓋上敷料，水泡的外皮並不需要移除，讓外皮保護水泡底部，減輕痛楚。

預防遠足出現足部水泡要注意穿著適當的遠足鞋，選擇遠足鞋要預留一點空位，因為經過一段時間遠足後，因應足部運動需要，流向雙腿的血液會增加，從血管流出至皮下組織的水分也會增加，加上在地心吸力的影響下，水分往下墜，足部往往會出現發脹情況，足部被過分緊迫會令水泡更易出現。切忌穿著剛買的遠足鞋來長途遠足，新的遠足鞋有時候需要預先在一些輕鬆的行程使用，令鞋內的底層更貼

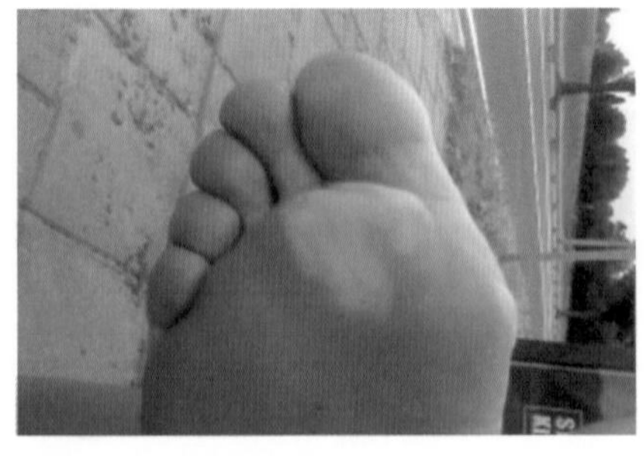

水泡

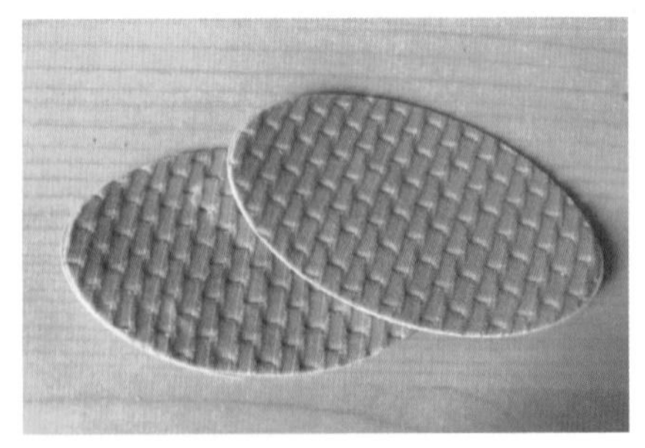

預防水泡保護貼

服腳底（break in），穿著者就會感到較為舒服，也會減低出現水泡的機率。在足部塗上潤滑劑，例如凡士林，穿著五趾襪（toe socks），或在較易出現水泡的位置貼上防水泡的保護貼都是有效減低出現水泡的方法。

摩擦受傷

在參與長時間的野外活動時，尤其是需要不斷地重複某一個動作，例如跑步、划艇及騎單車等，部分皮膚會跟衣物不斷摩擦，造成摩擦傷（chafing）。初期受傷的地方會發紅，感到不適及痛楚。如果摩擦繼續，皮膚可能會出血。常見發生摩擦受傷的地方包括腋下及大腿內側，在長跑活動亦常見乳頭摩擦受傷，俗稱「跑步者乳頭症」（runner's nipple），往往可見跑手外衣的胸部位置留下兩條血痕，十分狼狽。另外，長時間背著背囊遠足，也可以造成肩膀摩擦受傷（圖 8.14）。使用胸部心跳監察帶也可以令胸部摩擦受傷。摩擦受傷在夏季活動也較常見，由於排汗後，汗水蒸發留下鹽粒，令摩擦加劇，亦令受損皮膚更加敏感及觸痛。

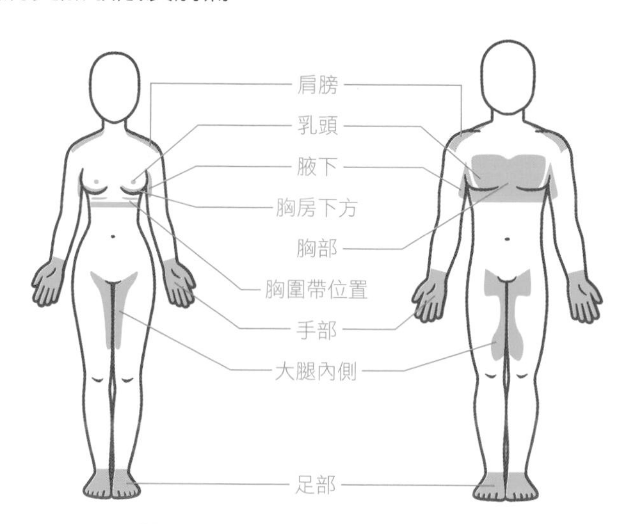

圖 8.14　常見出現摩擦受傷的身體部位

一般因輕微摩擦而受損的皮膚會在活動後逐漸自我癒合，但是較嚴重的傷口可能需要使用消毒藥膏來預防繼發性傷口感染，甚至需要求醫處理傷口。

要預防摩擦受傷，首先要選擇合適的衣服進行相關的野外活動，衣服的質料也不要太粗糙，近年流行的緊身運動衣及運動褲能將衣物緊貼皮膚上，減低摩擦。因為濕透的皮膚令表面的角質層軟化，較容易導致擦傷，所以身體應儘量保持乾爽，可以利用爽身粉減低因排汗而造成皮膚摩擦受傷的風險。在容易摩擦受傷的地方上也可以塗上凡士林等潤滑劑，減少摩擦。預防跑步者乳頭症更可以考慮在活動前貼上保護貼或防水膠布。

燒傷和燙傷

燒傷和燙傷在野外也不時發生，例如不小心處理火種或不慎打翻了熱水。而在乾燥的季節，在野外亦容易發生山火。如果不能迅速逃離現場，可能會導致嚴重燒傷。

嚴重程度的分類

燒傷和燙傷可以按照其嚴重程度分為三個等級（圖 8.15）：

第一級：第一級燒傷屬於最淺層的表皮受傷，皮膚會紅腫及感到痛楚，一般傷處痊癒後不會留下疤痕。在野外最常出現的第一級燒傷是被太陽曬傷（詳見第六章〈曬傷〉），另外在野外煮食，被加熱的容器燙傷也是常發生的第一級燒傷；

第二級：第二級燒傷已開始深入真皮層，除了傷處會較一級燒傷更紅腫及疼痛，更會出現水泡，如果傷處護理不當，可以留下永久疤痕。在野外發生的第二級燒傷多是由於被煮沸的水燙傷所致；

第三級：第三級燒傷是深層燒傷，表皮及真皮層都被嚴重破壞，而皮下的神經末梢都已受損，所以傷處並不會感到痛楚，傷處內所有組織的蛋白質完全燒灼，會顯得灰白及失去原來皮膚的彈性。第三級燒傷的傷病者必須送往醫院治療。嚴重的三級燒傷，組織可以被徹底燒焦，形成焦痂（eschar）。焦痂堅硬而沒有彈性，如果焦痂的範圍很大，尤其是環繞著肢體，可以壓迫著在焦痂底下的血管，令血液無法流向焦痂以外的地方，有可能造成肢體缺血而組織壞死。如果焦痂環繞胸部，令胸腔不能如正常呼吸時擴大，會直接令傷病者不能呼吸。在這些緊急的情況下，醫生需要進行焦痂切開術（escharotomy），解除焦痂的束縛，恢復血液循環或呼吸能力。三級燒傷在野外不常發生，惟可能是遇上山火被困，才會導致這種嚴重的燒傷。

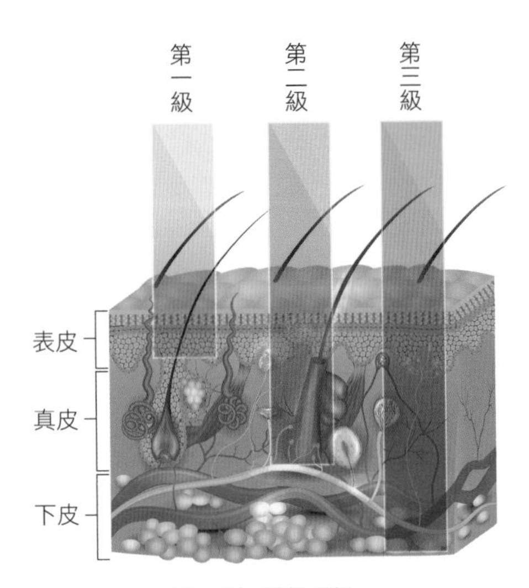

圖 8.15　燒傷分級

部分學説更將燒傷深及底層的肌肉及骨骼訂為第四級燒傷。

受傷的面積計算

受傷的面積可以使用「九分法」或「手掌法」計算。

九分法

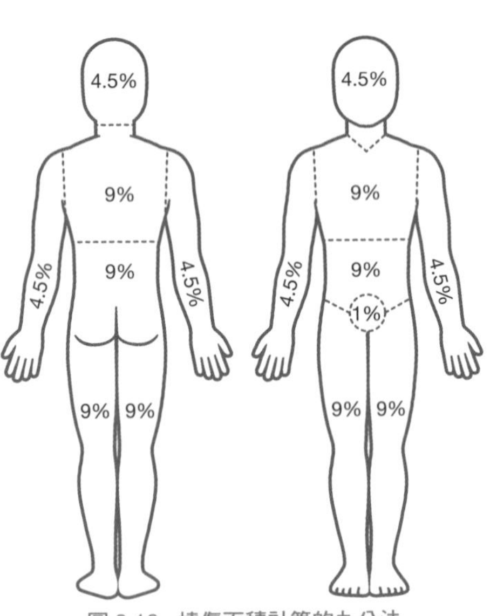

圖 8.16　燒傷面積計算的九分法

九分法（rule of nines）是把人體分為十一份，每一份皆是百分之九的全身表面積，包括頭、上肢（x2）、身幹（前x2；後

x2）及下肢（左 x2；右 x2），加上私處 1%，總計 100%（圖 8.16）。我們可從傷處的覆蓋範圍估計受傷的面積。但是小朋友的頭部對身軀的比例較成年人為大，所以九分法需要調整才可以應用在兒童的傷病者。

手掌法

可以利用傷病者的手掌大小來估計受傷面積的大小，每一手掌約為 1% 表面積。傷處不是一整片時，使用手掌法（rule of palm）評估受傷面積較為適合。

野外急救處理

首先要確保現場環境安全才可以進行施救，如果傷病者身上的火仍然未熄滅，可以用水淋熄，或使用毛毯蓋在傷病者身上，利用「窒息法」令火在沒有氧氣供應下熄滅。傷病者也可以走進附近的河溪令身上的火熄滅，但是要留意河溪是否安全。如果附近沒有水源，傷病者可以用手蓋著臉部，慢慢在地上滾動身體，希望將火壓滅。切忌因身上著火而慌忙四處跑動，這樣只會增加氧氣補充，令火勢加劇。燒傷或燙傷的急救原則是希望儘速消除熱力，減低對組織的破壞，所以施救員應該用流動清水沖洗燒傷或燙傷的傷處，直至傷處的痛楚紓緩。但是如果傷處範圍太大，過量沖水可能會引致低溫症。另外，即使在寒冷地域發生燒傷或燙傷，附近可以找到冰雪或冰水，也不要使用，因為在傷口上直接施放冰或冰水，已被燒傷的皮膚在缺乏原有的保護下，會造成更大的破壞。

沖水後將傷處抹乾，再蓋上敷料，切勿在傷處塗上坊間誤信的物品，例如豉油或牙膏等，因為這些物品可能因為不潔而引致傷口感染。如果沒有敷料，保鮮紙也是不錯的替代品。不要刺穿水泡，水泡面的皮膚仍然可以阻隔細菌入侵。所有緊身的衣物及首飾都要儘量脫下，但是不要用力撕除黏連在身上的衣物，以免進一步損害傷處。

如果燒傷或燙傷的面積達百分之十或以上、臉部被燒傷或燙傷都應該儘快送院治理。

山火

在乾燥的季節，空氣相對濕度較低，乾旱的植物容易成為燃料，在野外發生山火。香港郊野公園每年都發生數十宗大小山火，大多在數小時至數天內撲滅，但是在海外，大型山火可以成為國家災難，2019 年 9 月開始在澳洲發生的山火，截至 2020 年 1 月受影響的面積已多達 171,000 平方公里，猶如 155 個香港那麼大，依靠連場大雨才被控制下來。山火發生的原因可以是人為或天然引起，人為的原因多數是遊人不小心留下火種，在香港特別是掃墓季節時尤其嚴重；天然原因可以是由於樹木被閃電擊中所引起，甚至在極端乾燥的天氣下，加上猛烈的陽光照射，有時候已經可以令已乾枯的植物燃燒起來。雖然山火大多只是引致林木及動物生態受破壞，但是偶爾也可以造成人命傷亡。

在野外遇上山火應該怎麼辦？

在野外遠足時必須留意一些山火的警號，例如遠處飛灰吹起和有煙味，以及煙霧，這些跡象都顯示附近可能有山火發生。即使山火看來和你仍然有些距離，但是山火蔓延的速度可以按風力、相對濕度及附近植物是否茂密等因素來決定，看似遙遠發生的山火也可能在短時間內燃燒到你的面前。

在一般情況下，切勿嘗試自行撲滅山火，除非山火範圍很小，自己可以確保身處地點安全，並且在有需要時可以找到逃生路線，才可以考慮協助救火。香港的郊野公園都設有山火拍，在有需要時可以用來拍打火頭，撲滅山火。

如果情況危險，需要逃離，必須留意風向。火是順風向蔓延，如果山火在你背後，逃走路線要避免順著風向跑，因為風力強勁時，火勢蔓延的速度可以比你跑的速度還快。可以的話，找下山的逃生路線，因為山火的熱力向上升，較容易向上方蔓延。儘量選擇較少植物的地方逃生，沒有植物作為燃料，山火也會燒得猛烈。如果附近有河溪，也可以選擇在這些地方躲避。一些國家公園或大型郊野公園都設有隔火區（firebreak），隔火區內沒有植物，希望藉此阻止山火蔓延，逃離山火時，隔火區也可以成為一個較安全的屏障。

如果不幸被山火包圍，找不到逃生路線，應該用水弄濕衣物再蓋著口鼻，避免吸入熱灰，如果在火線後有被山火完全燒焦的地方，或許可以考慮將衣服弄濕，再衝越火線。已經完全燒焦的地方，再沒有植物可以燃燒，山火一般不會再復燃，但是這方法會帶來燒傷的風

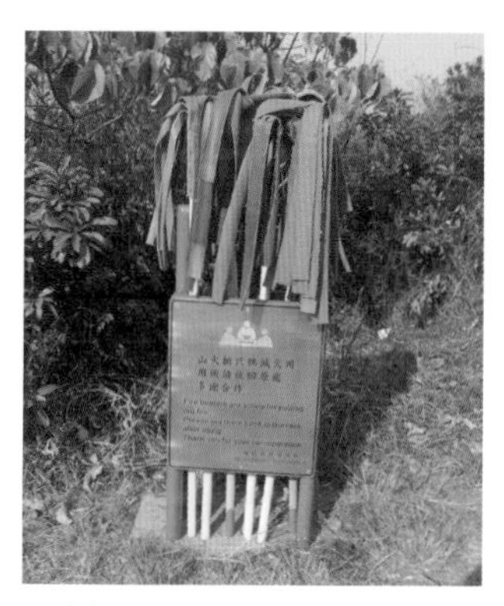
山火拍

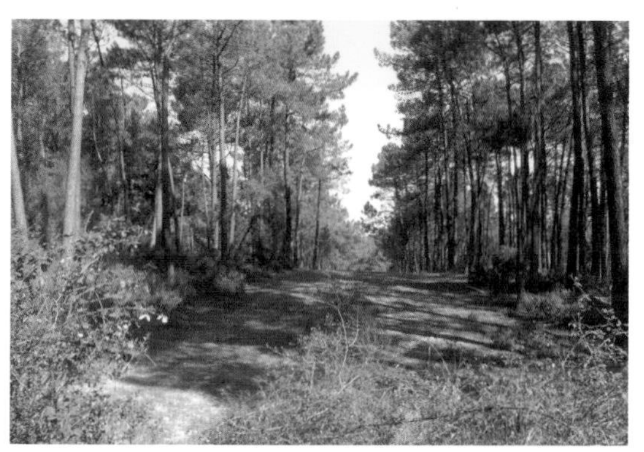
隔火區

險。如果火線以外的地方不明確，不能肯定是否安全，切勿胡亂衝越火線，應該找尋可以躲避的地方，例如山洞、大石後，用水弄濕身體，用濕的衣物蓋著口鼻，抱頭面部向下，屈曲坐下躲避。雖然有建議説如果時間許可，可以挖泥土製造一個坑躲避，但是在實際環境下，通常是不太可行的。

休克

休克的定義

很多人對休克（shock）的定義有誤解，以為昏厥不省人事就是休克，也有些人認為休克等同低血壓，其實這些解釋都不正確。休克的真正定義為身體血液循環系統不能給予身體器官足夠的灌注（perfusion），為細胞帶來氧氣及營養，可以是由於血液量減少、泵血功能失調或血液循環受阻等原因造成。

休克的種類

休克大致可以按成因分為四大類。

低血容性休克（hypovolemic shock）

低血容性休克是在野外最常見的休克類別，當身體內的水分或血液過量流失便會發生。在野外出現低血容性休克可以是由於腸胃炎，又屙又嘔，令身體失去大量水分，也可以是由於創傷導致大量出血（包括外出血及內出血）所致。

心原性休克（cardiogenic shock）

心原性休克是由於心臟功能出現障礙，可以是因為急性冠狀動脈栓塞，令心臟無力泵出血液或心律不正，使心臟內的心房及心室沒法在有協調下收縮泵出血液，形成心臟衰竭，血壓下降。心原性休克在野外不常發生，偶爾有在野外活動的人士，突發性出現心臟病，引致急性心原性休克，通常這種情況都非常危急，可能會危及生命。

分佈性休克（distributive shock）

分佈性休克是由於在身體外圍的血管擴張，令大量血液停留在外圍，未能在主循環運行，雖然身體的總血液量未有減少，但是可以在主循環工作的血液減少，令身體器官灌注不足。分佈性休克可以由以下各種原因形成：

神經性休克（neurogenic shock）

身體外圍血管的擴張和收縮以及心跳的速度是經由交感神經系統控制，在正常情況下，血管是維持在輕微收縮狀態。但是如果頸椎嚴重受傷，例如在野外從高處墮下或跳入淺水的水池令頭部撞到池底，造成頸椎骨折，便會令脊椎神經受損，影響交感神經系統輸出，使外圍血管擴張至原來狀態，加上心跳會減慢，造成分佈性休克。這種休克的反應大約維持數小時至數天不等。但是由於這種休克的起因與創傷有關，必須同時排除出現低血容性休克的可能。

敗血性休克（septic shock）

某些細菌，特別是革蘭氏陽性菌（gram-positive bacteria），如金黃葡萄菌及肺炎鏈球菌，可以放出毒素，影響身體各器官功能，包括心臟、肺部及腎臟等。當身體受到這些細菌感染，而免疫系統未能控制，使細菌蔓延全身時，身體會出現一連串的發炎性反應（inflammatory response），導致包括外圍血管擴張的變化，形成一種分佈性的敗血性休克。在野外如果發生輕微損傷後，沒有經過適當的處理，有可能出現繼發性細菌感染，不及時醫治的話，可以惡化成敗血性休克。

過敏性休克（anaphylactic shock）

身體接觸或服食過敏原，引起嚴重過敏反應。除可引致休克外，也會出現蕁麻疹、血管性水腫及呼吸道阻塞等情況，詳見第十章〈過敏反應〉。

跟其他休克不同，出現分佈性休克的傷病者，由於外圍血管擴張，所以即使血壓可能已經下降，脈搏仍然強勁；皮膚不會蒼白，反而呈現紅潤。

阻塞性休克（obstructive shock）

阻塞性休克是由於外力施放在血液循環內，妨礙血液運行而成。阻塞性休克的例子包括：

張力性氣胸（tension pneumothorax）

肺部因受傷或其他原因出現破孔，令空氣不斷湧入胸腔，除了壓扁肺部，胸腔內的壓力更會壓迫腔靜脈，令血液不能經腔靜脈回流入心臟，阻礙血液循環。在野外如果遇上嚴重胸部創傷，例如從高處墮下，可以引致張力性氣胸。

肺動脈栓塞（pulmonary embolism）

血液會經腔靜脈、右心房及右心室進入肺動脈，再經肺動脈的分支進入肺部，血管的直徑會漸漸變小。如果血液內有血塊，而血塊較血管大，便會阻塞血管，令血液不能通過，造成阻塞性休克。更嚴重的可以因血塊太大，所有血液都不能通過，引致即時心臟停頓。這些血塊可以是由於房顫（atrial fibrillation）令血液流通不順而在右心房形成。另一種原因是乘搭長途飛機時，為免經常使用洗手間，有些人會儘量少喝水，加上坐在較狹窄的座位十多小時，雙腳缺少活動而造成小腿深層靜脈栓塞（deep vein thrombosis），血塊由小腿深層靜脈脫落下來，最後造成肺動脈栓塞，統稱為經濟艙症候群（economy class syndrome）。

心包填塞（cardiac tamponade）

心包（pericardium）是一層包著心臟的薄膜，在心包和心臟之間正常是有少量液體，但是由於某些原因，包括心包炎、腎衰竭，甚至心臟創傷，令這空間內積聚大量液體，心臟在收縮後，沒有空間擴張，腔靜脈內的血液不能回流入心臟，阻礙血液循環（圖 8.17）。一般在野外發生心包填塞的機會不大。

有部分人建議加入第五種休克類別：分離性休克（dissociative shock），這種休克跟其他四種不同，因為身體的血液循環未有出現問題，但會出現其他休克的基本徵狀（表 8.1），只是由於中毒，例如一氧化碳（carbon monoxide）或俗稱山埃的氰化物（cyanide），

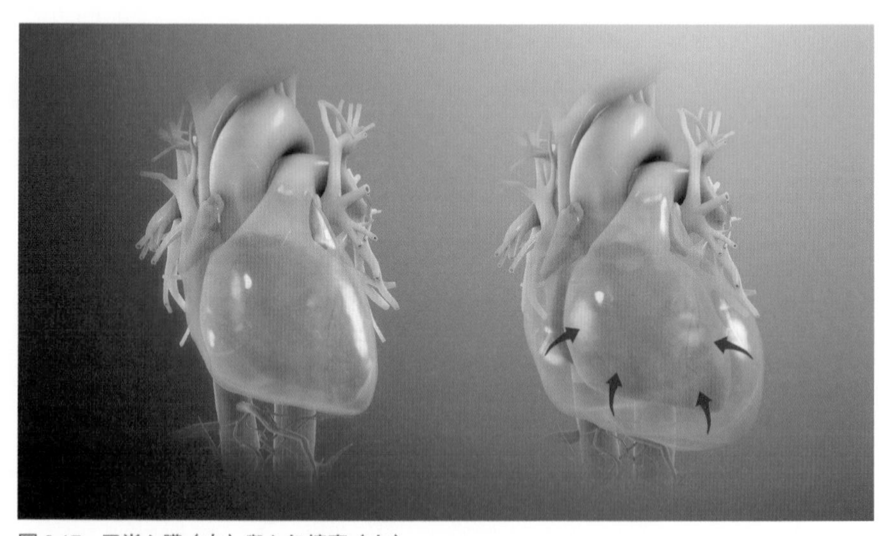

圖 8.17　正常心臟（左）與心包填塞（右）

所以亦有人認為這些並不可以歸納為休克。在野外發生的分離性休克可以是由於在野外誤服一些含氰化物的果實，例如野生黑櫻桃（wild black cherry），或在空氣不流通的環境下生火，如封閉的洞穴內，製造出一氧化碳而中毒。一氧化碳中毒的傷病者面色會呈櫻桃紅，而山埃中毒的傷病者，呼吸會有杏仁味等。

休克的病徵及階段

休克大致可以分為兩個階段：補償性休克（compensated shock）及失償性休克（decompensated shock）（表 8.1）。在補償性休克階段，身體仍然可以通過一些適應反應來維持血壓及器官的灌注，最明顯的變化是腎上腺素令心跳及脈搏加快，傷病者亦可能會感到緊張和焦慮。但是當休克變得嚴重，補償反應不足以應付，血液循環對身體器官供應減少，血壓會開始下降，腎臟會減少製造尿液，大腦受影響下，傷病者會意識下降，最後甚至會昏迷。

	補償性休克	失償性休克	
		早期	後期
排尿	正常	減少	無尿
清醒程度	正常	意識下降	昏迷
呼吸頻率	正常	加快	困難
脈搏	輕微加快	加快	快而弱
血壓	正常	輕微下降	下降

表 8.1　休克嚴重性分類

休克的野外處理

除非休克的徵狀非常輕微，誘因亦可以輕易控制，否則絕大部分的休克傷病者必須儘快送院治理。在野外等候救援時，可以讓休克的傷病者躺下，保持空氣流動，解開頸、胸及腰部的緊身衣物及飾物，確保傷病者足夠保暖，並安慰傷病者。

對應各種不同類型的休克，在野外的處理方法如下：

低血容性休克

低血容性休克在野外急救的原則是減少流失及補充回復。如果是由於傷口流血而休克，必須儘快止血，至於因腸胃炎的野外處理，詳見第九章〈野外發生的腸胃炎〉。

心原性休克

在野外缺乏資源下，要處理心原性休克是非常困難，尤其是由於冠心病為主因，通常都要儘快送院醫治。

分佈性休克

過敏性休克的野外急救詳見第十章〈過敏反應〉。敗血性休克一般需要使用強效抗生素及血管加壓藥物處理，所以必須儘快把傷病者送到醫院急救。神經性休克經常發生在嚴重創傷的傷病者身上，通常神經性休克都不是唯一的問題，必須依據處理嚴重創傷病人的原則，即是：止血、氣道、呼吸及血液循環的檢查及治療程序，亦需儘速送院。

阻塞性休克

肺動脈栓塞難以在野外進行有效的急救，必須儘快送院治理。心包填塞的急救辦法需要心包刺穿放液（pericardiocentesis），惟此技術必須接受專門訓練，並要配合超聲波儀器協助才能進行。張力性氣胸的急救方法是使用針刺減壓法（needle decompression），利用針筒插入胸部適當位置排氣，讓胸腔內的壓力減低，腔靜脈不再被壓而回復血液循環，此技術亦必須接受專門訓練才可以使用。

第九章

野外傳染病

破傷風

破傷風（tetanus）是由破傷風梭狀芽胞桿菌（*Clostridium tetani*）所引致。破傷風梭狀芽胞桿菌一般在泥土中容易發現，即使在惡劣的環境下，破傷風細菌可以轉化成孢子（spore）繼續生存，直至生存環境改善為止。當破傷風細菌經身體傷口進入體內，並放出破傷風神經毒素（tetanospasmin）阻止用來放鬆肌肉的神經傳導，令肌肉不停收縮，便會引致各種破傷風的徵狀。另外毒素亦會影響腎上腺的分泌控制，造成自主神經系統（autonomic nervous system）失衡，身體所有由自主神經系統控制的功能，例如心跳、血壓、排汗及瞳孔都會出現混亂的反應，血壓會驟升驟降，心跳會驟快驟慢等。

破傷風梭狀芽胞桿菌一般在健康的組織內不易生長，除非在破傷風高危的傷口，例如：

- 被污染（如泥土）的傷口；
- 傷口在超過六小時後才接受護理；
- 深層的傷口；
- 槍傷的傷口；
- 傷口有壞死的組織；
- 傷口內有異物。

在野外發生意外而產生的傷口，很容易都有以上的高風險因素，所以必須謹慎處理，預防破傷風。

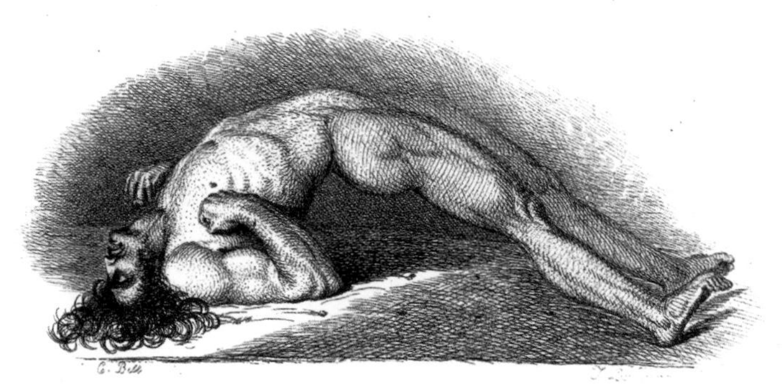
圖 9.1 角弓反張

破傷風徵狀

破傷風的潛伏期為三天至三星期不等，開始發病時，傷病者的上、下顎會先出現肌肉攣縮，牙關緊閉（trismus），面部痙笑（risus sardonicus），令傷病者不能吞嚥。繼而蔓延至全身肌肉痙攣及痛楚，甚至因為背部肌肉強力收縮而令整個人體不自主地向後彎——角弓反張（opisthotonus）（圖 9.1）。病情嚴重者可以影響呼吸用的肌肉，造成呼吸衰竭。另外破傷風亦會影響自主神經系統，造成冒汗、血壓及心跳驟變等反應，對身體帶來負面影響。

破傷風的診斷

一般破傷風都是根據傷病者的徵狀來確認臨床診斷，如果傷病者並沒有有效的破傷風預防疫苗保護，其診斷更為肯定。

破傷風治療

由於破傷風傷病者的血壓及的脈搏需要緊密監察及控制，並需要接受全身麻醉，令全身肌肉鬆弛下來，使用呼吸機控制呼吸，以及用藥物來控制血壓，所以傷病者通常都需要在深切治療部（intensive care unit）接受治療。所有懷疑是源頭的傷口必須進行清創（wound debridement），清除已經壞死的組織，並為傷病者注射包括盤尼西林（penicillin）及甲硝唑（metronidazole）的抗生素消滅細菌。此外為傷病者注射破傷風免疫蛋白（tetanus immunoglobulin）可以阻止毒素入侵神經及肌肉組織，減輕病情及增加存活率。

破傷風預防疫苗

現在在香港出生的兒童，分別要在兩個月、四個月及六個月大時進行一共三次的破傷風預防疫苗接種，再於一歲半、小一及小六時接種破傷風預防疫苗加強劑，完成整個療程後能夠建立預防破傷風免疫力至21歲。在21歲以後，可以再接種破傷風預防疫苗加強劑，令免疫能力再延長十年。如從未接受破傷風預防疫苗的人士可以接種三次預防疫苗（即時、第一次接種一至兩個月後及第二次接種六至十二個月後）來達到十年免疫效果。破傷風預防疫苗副作用很少出現，只有少數人可能會在接種位置出現紅腫等的輕微敏感反應。

野外發生的腸胃炎

有些野外地方的環境衛生並不理想，食物及水容易被生存在野外環境的微生物污染，例如河溪可以被排泄物污染，另外如果食物儲藏不善，也可以滋生細菌。進食受到病毒或細菌感染的食物及水後，容易造成腸胃炎。腸胃炎一般的徵狀包括肚痛、嘔吐及腹瀉等，致病原可以是細菌、病毒、寄生蟲等，而引致腸胃炎最常見的細菌包括沙門氏菌（*Salmonella*）、大腸桿菌（*Escherichia coli*）、金黃葡萄球菌（*Staphylococcus aureus*）及副溶血性弧菌（*Vibrio parahaemolyticus*）等。在野外發生腸胃炎最嚴重的問題是脱水（dehydration），當身體失去水分的速度較補充為快，便會出現脱水情況，嚴重者可以惡化至休克，令傷病者不能繼續行程或活動，如果未能及早治療，甚至可能危及性命。

按照進食後出現病徵的時間，可以推斷致病原的類別：

進食不潔食物後出現病徵的時間	可能的致病原
1–8 小時	金黃葡萄球菌或蠟樣芽孢桿菌（*Bacillus cereus*）
8–16 小時	大腸桿菌及產氣莢膜梭菌（*Clostridium perfingens*）等
16 小時以上	副溶血性弧菌、沙門氏菌及諾如病毒等

表 9.1　以病徵出現時間推斷腸胃炎的致病原

旅行者腹瀉

旅行者腹瀉（traveler's diarrhea）是一種旅行人士由已發展國家前往發展中國家常見的健康問題，正如我們常說的「水土不服」。傷病者由到達目的地至回到出發地十天內會出現大便稀爛，排便次數亦變得頻密，其他徵狀包括肚痛、噁心及嘔吐等。旅行者腹瀉大多是由於在旅程中進食了不潔淨或受污染的食物或飲品所致，所以旅行者腹瀉較容易在發展中國家發生，不過大部分傷病者的徵狀都比較輕微，一般都會自然痊癒，不需要特別的治療。

根據國際旅遊醫學學會（International Society of Travel Medicine），旅行者腹瀉可以按嚴重程度分為三種：

輕微：腹瀉情況輕微及可忍受的，已計劃的行程不受影響；
中度：腹瀉情況開始令人困擾，已計劃的行程亦開始受影響；
嚴重：嚴重腹瀉，不能繼續原來訂下的行程。

諾如病毒

諾如病毒（norovirus）是引致腸胃炎的常見病毒，通常是由於食物受病毒污染所致，尤其是海產類食物。由於病毒傳染性高，施救者很容易在處理傷病者的嘔吐物及排泄物時不慎交叉感染。此外，傷病者在嘔吐時產生的帶病毒噴沫會經飛沫傳播，令其他人士受感染。受感染的傷病者在24至48小時後便出現病徵，徵狀包括嘔吐、肚痛、腹瀉及發燒等。大多數的諾如病毒都不需使用藥物便會自然痊癒，但是仍然需要注意有否脫水的情況。

霍亂

霍亂（cholera）以往曾多次爆發，由於以前的醫療知識貧乏，衛生環境欠佳，導致疾病迅速擴散，不少人因而喪命。隨著醫學不斷進步，衛生情況亦有所改善，大型爆發次數已經大大減少，不過在一些發展中國家仍然會發生，例如2008至2009年間，津巴布韋便發生霍亂爆發，超過10萬人染病，600人死亡，所以在野外地方仍然要注意預防霍亂。

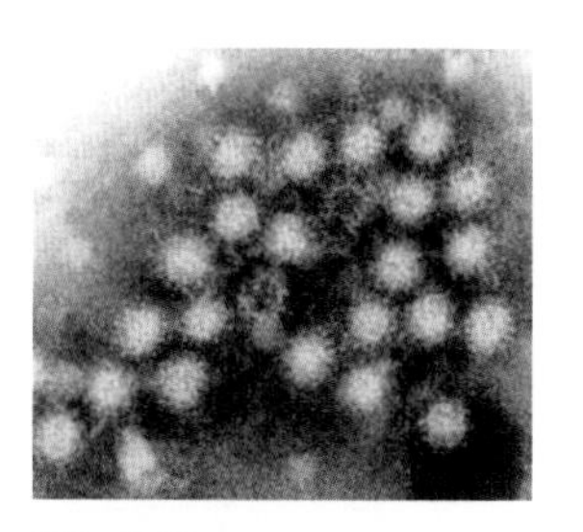
諾如病毒

霍亂是由霍亂弧菌（*Vibrio cholerae*）引起的，主要是通過受細菌污染的食物或水源傳播。受感染後的潛伏期大約為數小時至五天，通常是一至兩天。主要的病徵是腹瀉，程度可以由輕微至大量腹瀉致嚴重脫水休克，如果不及時治療是可以致命的，所以治療霍亂首要是補充失去的水分及礦物質，如有需要，也可以使用多西環素（doxycycline）等的抗生素治療。

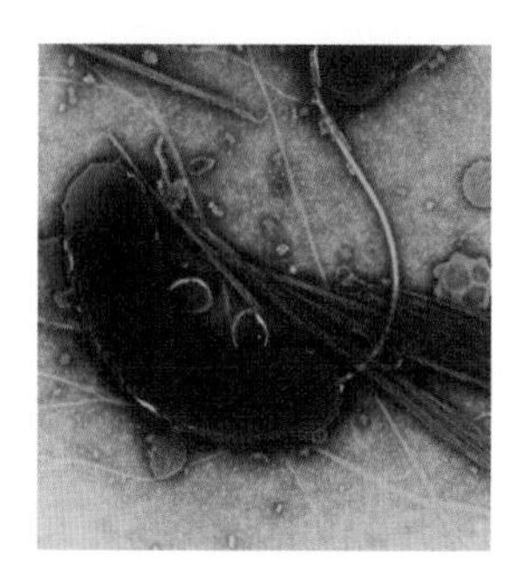
霍亂弧菌

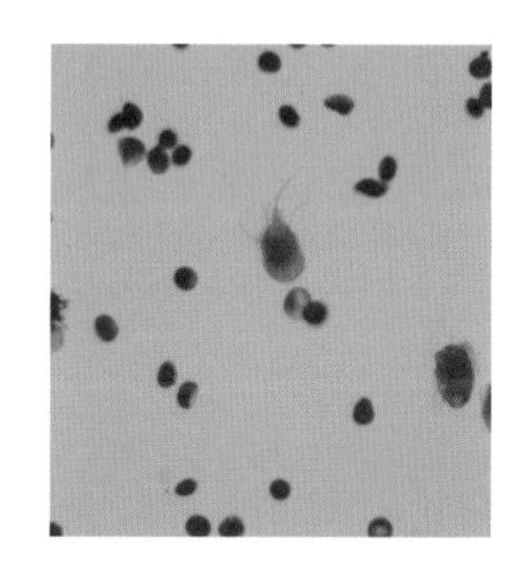
梨形鞭毛蟲

梨形鞭毛蟲

梨形鞭毛蟲（*Giardia lamblia*）是一種單細胞生物，牠是在野外常見的非細菌性腹瀉原因，主要是通過受梨形鞭毛蟲污染的水源來傳播。梨形鞭毛蟲的孢子甚至能夠長時間在惡劣的野外環境下生存，如人類不慎飲下受污染的水，大約一星期後會開始出現病徵。徵狀包括腹瀉，尤其是脂肪瀉（即大便帶油）、肚痛及噁心等。如果並未接受適當治療，可以轉為慢性感染，身體會因為營養吸收不足而產生體重下降等症狀。治療梨形鞭毛蟲感染除了需要為傷病者補充流失的水分及礦物質外，亦要使用抗原蟲藥，例如甲硝唑（metronidazole）及替硝唑（tinidazole）。

狂犬病

狂犬病（rabies）一般是被動物咬傷而產生，俗稱「瘋狗症」，病原體為狂犬病病毒。此病毒只會寄生在哺乳類生物，在受感染的動物中的唾液、體液及腦脊液皆可找到病毒。如果未曾接種狂犬病疫苗，沒有抵抗能力的人士被受感染的動物咬傷後，病毒會跟隨動物唾液由傷口進入身體，並沿淋巴系統入侵中樞神經系統，造成腦炎。狂犬病在香港並不常見，上一宗本地個案已經是在 1981 年發生，及後在 2001 年及 2015 年也發生在外地被動物咬傷，回港後才發病的個案，然而狂犬病仍然在世界各地出現，包括中國內地。

可寄生狂犬病病毒的哺乳類動物包括狗、貓、狐狸、猴子、蝙蝠等，但是至今並未在老鼠、倉鼠、兔子及松鼠等動物發現有狂犬病病毒，暫時狂犬病亦未有人傳人個案。

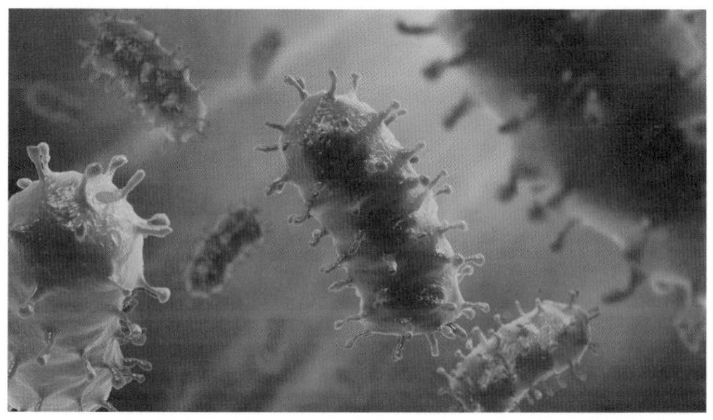

狂犬病病毒

狂犬病徵狀

狂犬病的潛伏期因應被咬傷的傷口與頭部的距離而異，一般大約為 20 至 90 天，由於潛伏期的時間較長，所以有時候傷病者亦未能即時記起被動物咬傷的經歷。當病毒入侵腦部後，病徵會慢慢出現，初期徵狀包括頭痛、發燒、噁心及乏力等，部分傷病者曾被咬傷的部位可能會感到痕癢、痛楚或麻痺。及後神經系統的徵狀會出現，傷病者會出現焦慮、精神錯亂、肌肉抽搐，尤其咽喉肌肉會在喝水後出現痛楚性痙攣，令傷病者害怕喝水，小部分傷病者則會出現全身性癱瘓。隨後傷病者會昏迷、呼吸停頓，最後死亡。

被野外動物咬傷後處理

被野外動物咬傷後，首先要確認現場環境安全，遠離施襲的動物。如果傷口嚴重出血，需要使用直接壓法止血，止血後應用大量清水、生理鹽水或消毒藥水來清洗傷口，減低傷口受病毒或細菌感染的機會（詳見第八章〈野外常見創傷與出血〉）。離開野外地方後，傷病者應該就醫檢查傷勢及處理傷口，並可能需處方抗生素來預防傷口感染。由於動物的唾液大多帶有細菌，一般被動物咬傷的傷口，除非在頭頸位置，否則並不適宜即時進行傷口縫合，以免引起傷口繼發性感染，一般需要清洗數天再作評估，決定傷口是否進行延遲縫合。另外如有需要，也應接受預防破傷風疫苗注射。

狂犬病治療

至今仍然沒有有效的治療方法醫治狂犬病，只能進行支援性治療。一般感染狂犬病的傷病者如果開始出現病徵，死亡率接近百分之百，在外國只有不多於20個生存案例，而當中大多出現嚴重腦部受損的後遺症。

狂犬病預防疫苗

狂犬病預防疫苗大致可以分為令身體免疫系統建立免疫能力——主動免疫（active immunization）和利用免疫蛋白製造免疫能力——被動免疫（passive immunization）兩種。狂犬病預防疫苗的注射需要會因應所屬地區的狂犬病風險而有所不同，例如在狂犬病個案頻密的地方，如果野外活動人士在營帳內曾經跟不知名的蝙蝠共處，即使身體上沒有明顯傷口，也會建議該人士接種狂犬病疫苗。

狂犬病疫苗（rabies vaccine）

狂犬病疫苗是通過滅活狂犬病病毒制成，屬於主動免疫方法，身體的免疫系統會在接種後產生抗體，在疫苗有效期內，免疫系統會識別病毒，並消滅它們。狂犬病疫苗可以用於接觸前或接觸後，現今建議的注射時程由注射當天、第三天、第七天及第十四天，一共接種四次，有效期為五年，如果在有效期內發生事故需要再次注射疫苗，只需接種兩次即可（注射當天及第三天的疲苗）。

狂犬病免疫蛋白（human rabies immunoglobulin）

狂犬病免疫蛋白能夠跟狂犬病病毒結合並激活身體的免疫系統，將之消滅，令身體即時建立暫時性的狂犬病免疫能力，屬於被動免疫方法，由於身體的免疫系統未能自主識別病毒，免疫能力會於免疫蛋白被分解後消失。主要在狂犬病風險高的個案使用，一般需要將一半的劑量注射在被咬的傷口附近，另外一半在遠離曾接種狂犬病疫苗的地方注射，注射後可能出現的不良反應包括注射位置出現腫痛及注射後發燒等。

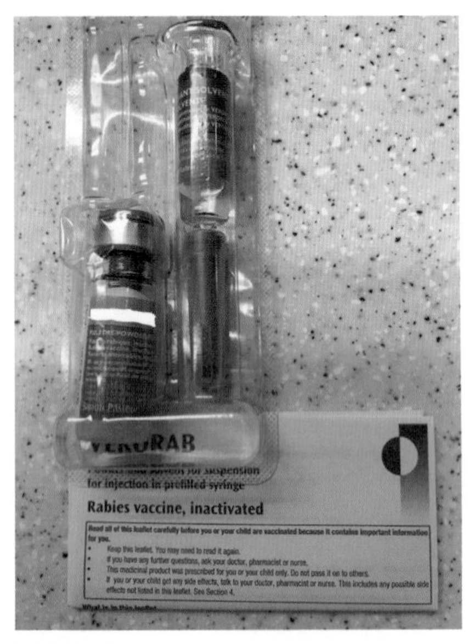

狂犬病疫苗

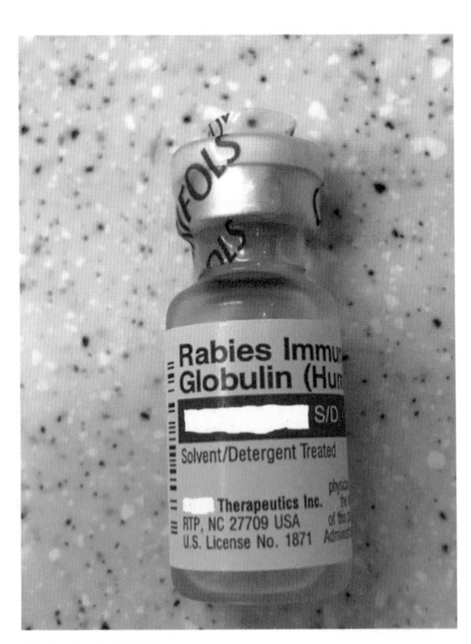

狂犬病免疫蛋白

其他野外傳染病

登革熱

登革熱（dengue fever）是一種經蚊子傳播的急性傳染病，其病原體為登革熱病毒，屬於黃病毒（flavivirus）類，伊蚊尤其是白紋伊蚊（*Aedes albopictus*）是主要的傳播媒體，但登革熱並不會在人體之間直接傳播。登革熱病毒因應不同的抗原性（antigenicity）分為四種不同血清型（serotype）：包括DENV-1、DENV-2、DENV-3及DENV-4，每一種都可以發病，形成登革熱或重症登革熱。

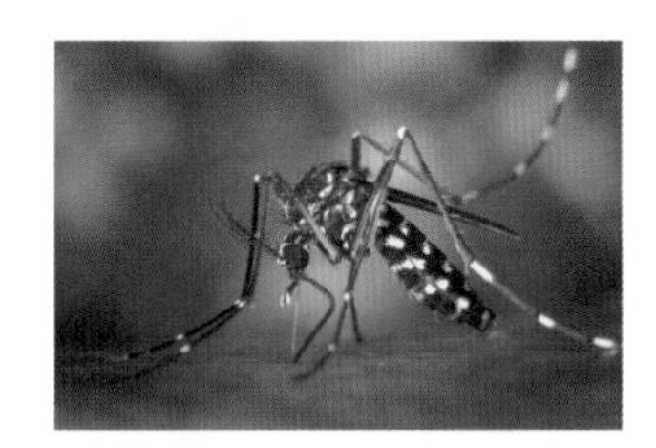

白紋伊蚊

登革熱的潛伏期為3至14天，病徵包括頭痛、發燒、眼窩後疼痛、肌肉、關節疼痛及出疹等。第一次感染登革熱的病情一般較輕，傷病者甚至未曾留意到自己患病，病癒後對同一血清型有免疫作用，但是對其他血清型只有部分及短暫的免疫力，如果不幸再感染其他血清型，可以引發重症登革熱。重症登革熱的傷病者除了發高燒外，更會影響凝血系統而出現出血現象，例如皮膚下出血、流鼻血、流牙血及血尿等，嚴重者更會引致血小板急降、休克，甚至死亡。

登革熱現時並沒有特定的治療方法，一般都只是採取支援性治療，而登革熱預防疫苗亦只是在發展階段，暫時仍然未在香港註冊，所以最有效預防登革熱的方法就是預防蚊患，防止積水，出外時穿著長袖及通爽的衣物，使用含避蚊胺的驅蚊劑。

瘧疾

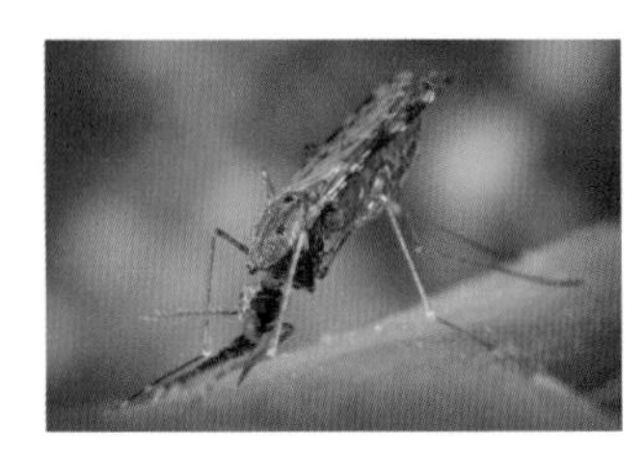
瘧蚊

瘧疾（malaria）是熱帶地區的風土病，是經由瘧蚊（*Anopheles*）傳播，病原體為瘧原蟲（*Plasmodium*）。瘧原蟲為單細胞寄生蟲，會使人類感染瘧疾的包括惡性瘧原蟲（*Plasmodium falciparum*）、三日瘧原蟲（*Plasmodium malariae*）、卵形瘧原蟲（*Plasmodium ovale*）、間日瘧原蟲（*Plasmodium vivax*）及諾氏瘧原蟲（*Plasmodium knowlesi*）。人和瘧蚊都是瘧原蟲的宿主，在人體內，瘧原蟲主要入侵肝臟和紅血球，並進行無性繁殖，在瘧蚊內則進行有性繁殖。

瘧疾的潛伏期會按不同的瘧原蟲而不同，甚至可以長至數月，典型的徵狀是傷病者會首先感到發冷及顫抖，維持一至兩小時後開始發高燒，大量冒汗後，體溫回復正常，不斷循環。瘧疾的傷病者亦可能出現嘔吐、腹瀉、乏力及因肝臟受損而出現黃疸等徵狀。感染惡性瘧原蟲可以併發至重症瘧疾，出現嚴重溶血症、急性腎衰竭，紅血球被瘧原蟲破壞後經尿液排出，令小便呈現深紅甚至黑色，所以又稱為黑水熱（blackwater fever）。重症瘧疾也可以引致腦瘧疾（cerebral malaria），傷病者會出現異常行為、清醒程度下降，甚至昏迷及抽搐，一般重症瘧疾的死亡率都非常高。

由於延遲治療可能會出現嚴重後果，所以曾經在瘧疾流行地區逗留而稍後出現發燒的傷病者，一般都會被加倍懷疑是瘧疾個案。如果

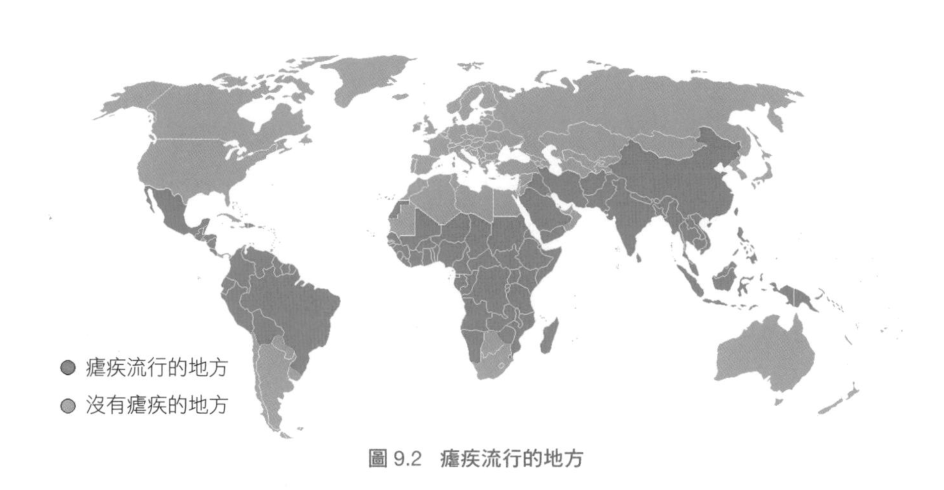

圖 9.2 瘧疾流行的地方

證實為瘧疾個案，也需要儘快使用抗瘧藥，並對其所受影響的身體器官，施行支援性治療。

如果需要前往瘧疾流行的地方（圖 9.2），最好在出發前諮詢家庭醫生或香港衛生處旅遊健康中心（www.travelhealth.gov.hk）有關的瘧疾預防藥物。氯奎寧（chloroquine）為歷史最悠久的預防瘧疾的藥物，但是世界上不少地方的瘧疾已經對氯奎寧產生抗藥性，其他常用的藥物包括安保克瘧錠（mefloquine）、阿托奎酮與氯胍混合製劑（malarone）、伯氨喹（primaquine）、他非諾喹（tafenoquine）及多西環素（doxycycline）。無論選擇哪一種預防藥物都要注意，沒有一種藥物是擁有 100% 保護能力，所以仍然需要採取其他避免被蚊叮的措施。此外藥物需要在出發前開始服用，並必須在離開瘧疾流行地方後繼續服用一段時間，令一些可能潛伏在紅血球內的瘧原蟲也徹底消滅，否則仍然有機會患上瘧疾。

鉤端螺旋體病

鉤端螺旋體病（leptospirosis）是由鉤端螺旋體屬細菌所引起的傳染病。此細菌多在清水及濕潤的泥土內發現，特別是被受感染的動物的尿液污染後。在這些地方進行野外活動，例如游泳或行澗等都會增加受感染的風險。鉤端螺旋體屬細菌通過皮膚上的小傷口或黏膜進入人體，潛伏期為3至26天，一般大約是10天，少部分受感染的傷病者會出現不明顯的輕微病徵，但是其他病發人士會出現咳嗽、眼睛結膜充血、發燒、頭痛、發冷，甚至腹痛及黃疸，腎衰竭、腦膜炎、急性呼吸窘迫症候群，危及性命。

醫治鉤端螺旋體病需要使用適當的抗生素，另外對相關的器官衰竭配合支援性治療。鉤端螺旋體病的預防疫苗仍然在發展中，尚未在市場上供應，較有效的預防方法是避免在有可能被細菌污染的地方進行水上活動，如果真的無法避免，有外國案例發現使用抗生素能減低受感染的機會，但是是否適合使用，最好在參與活動前諮詢醫生。

黃熱病

黃熱病（yellow fever）是由蚊子傳播的急性傳染病，其病原體為黃熱病病毒，是屬於黃病毒類，病毒可以感染靈長類動物，包括猴子及人類，一般黃熱病出現在南美洲及撒哈拉以南的非洲。黃熱病的潛伏期為三至六天，部分輕病的傷病者會出現不明顯的病徵，包括疲倦、頭痛、肌肉痛、噁心及嘔吐，但是少部分的傷病者會惡化成發高燒、黃疸、出血、休克及多重性器官衰竭，甚至死亡。現時並沒有特別針對黃熱病的治療方法，只能沿用支援性治療。預防黃熱病的方法除了防止被蚊子叮咬以外，就是注射黃熱病預防疫苗。

根據國際衛生條例，有些國家如烏干達、塞拉利昂及多哥等要求旅客出示黃熱病疫苗接種證明才能入境，最新的資訊可以參考世界衛生組織網頁（https://www.who.int/ith/en/）。而香港衛生處旅遊健康中心是香港唯一可以安排接種黃熱病疫苗及簽發疫苗接種證明的地方，接種疫苗後需要十天後才能產生作用，而免疫能力是終生的。

寨卡病毒感染

寨卡病毒感染（Zika virus infection）是由寨卡病毒引起的急性傳染病，除了可以經被蚊叮（特別是伊蚊）傳染外，也可以從輸血或性接觸傳染。寨卡病毒屬於黃病毒，在世界很多地方都可以發現病毒的蹤影，包括非洲、東南亞及美洲。被寨卡病毒感染後，大約只有 20% 的病人會發病，潛伏期約為 3 至 14 天，徵狀包括發燒、出紅疹、關節痛及眼睛結膜炎等。此外，寨卡病毒可以引致吉巴氏綜合症（Guillain-Barré syndrome），身體四肢由遠端出現乏力並慢慢蔓延至近端及身幹，嚴重者更會影響呼吸。懷孕中的婦女如果感染寨卡病毒，誕下的胎兒可能會出現智商受損的小頭症。寨卡病毒的急性感染一般只需要提供適當的治療紓緩病徵，暫時並沒有預防寨卡病毒的疫苗，所以最有效的預防方法仍然是避免被蚊叮。

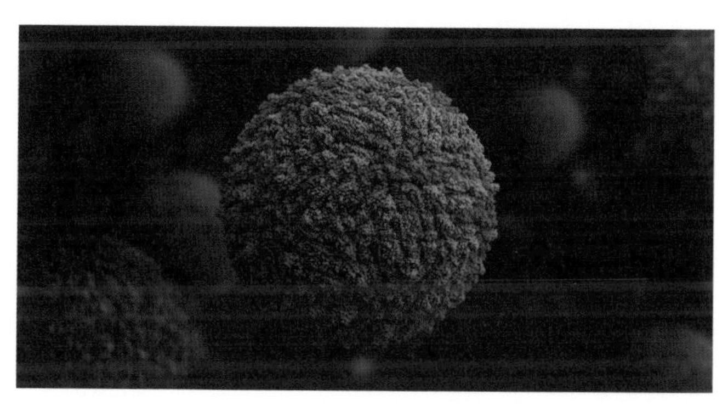

寨卡病毒

埃博拉（伊波拉）病毒病

埃博拉（伊波拉）病毒病（Ebola virus disease）是由於受到埃博拉（伊波拉）病毒感染而引致的急性傳染病。埃博拉（伊波拉）病毒是屬於絲狀病毒（filovirus），主要是經過接觸到受感染的動物或人類的體液傳染。它主要在非洲爆發，例如 2014 年在幾內亞、塞拉里昂及利比里亞的大爆發，造成超過 28,000 人受感染，超過 11,000 人死亡的慘況。

埃博拉（伊波拉）病毒病的潛伏期為 2 至 21 天，病發初期會出現發燒、頭痛、嘔吐及腹瀉等徵狀，及後會出現腎及肝臟衰竭、神志不清，最後全身內外出血而死亡，病發的死亡率可以高達 90%。

治療埃博拉（伊波拉）病毒病是以支援性治療為主，包括補充流失的水分及電解質、支持呼吸系統及預防繼發性感染等，暫時世界上亦沒有認可的埃博拉（伊波拉）病毒預防疫苗，所有懷疑埃博拉（伊波拉）感染個案必須儘早隔離。

血吸蟲病

血吸蟲病（schistosomiasis）是由裂體屬的血吸蟲所引起的寄生蟲病，可以在非洲、中東、東南亞和南美洲出現。現今有五種血吸蟲能入侵人類，大致可分為腸血吸蟲病及尿路血吸蟲病。腸血吸蟲病以影響腸道及肝臟為主，而尿路血吸蟲病以影響泌尿系統，包括腎臟、尿道及膀胱為主。在野外環境，特別是衛生情況較差的地方，血吸蟲可以寄生在淡水螺內，淡水螺中釋放出的寄生蟲尾蚴侵入人體皮膚，造成感染。

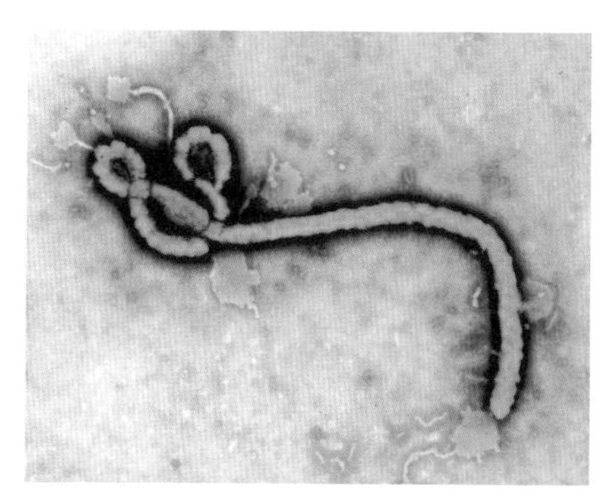

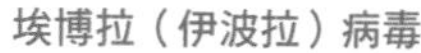
埃博拉（伊波拉）病毒

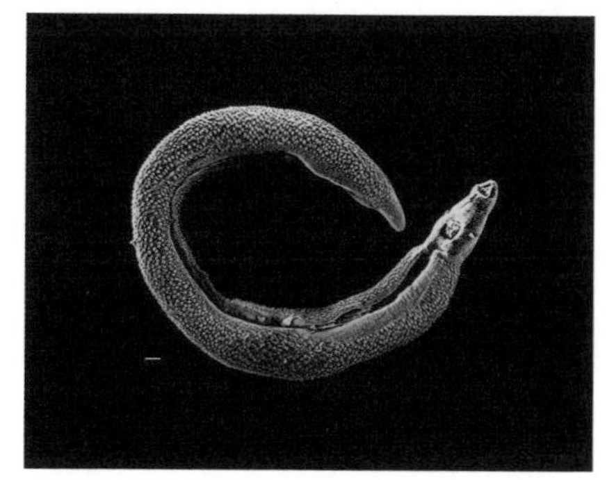

血吸蟲

受感染後初期，傷病者的患處只會出現痕癢或皮疹，直至一至兩個月後，血吸蟲開始在人體內產卵，身體對蟲卵產生反應，而開始出現徵狀，包括發燒、腹痛及肌肉痛等，一般蟲卵會經由腸道或尿道排出，但是如果蟲卵不能排出，可以引起腸道或尿道發炎，造成大便出血或血尿。如果傷病者並沒有接受適當處理，可以轉成慢性血吸蟲病，引致肝臟發大或膀胱癌。

現時並未有有效預防血吸蟲的藥物或疫苗，所以要預防血吸蟲病，千萬不要在不乾淨的淡水區游泳，水也要煮沸才可以飲用。治療血吸蟲病可以使用吡喹酮（praziquantel）驅蟲藥。

第十章

野外內科問題

冠心病

心臟結構

心臟是心臟循環系統（cardiovascular system）中最重要的器官，功能猶如一個泵，將血液由血管運行全身（詳見第三章〈心肺復甦法〉）。心臟本身也需要由血液供應氧氣和葡萄糖來維持基本心臟功能，心臟的血液主要由兩條冠狀動脈（左冠狀動脈及右冠狀動脈，left coronary artery and right coronary artery）負責供應，而冠狀動脈起源於主動脈瓣（aortic valve）旁（圖 10.1）。

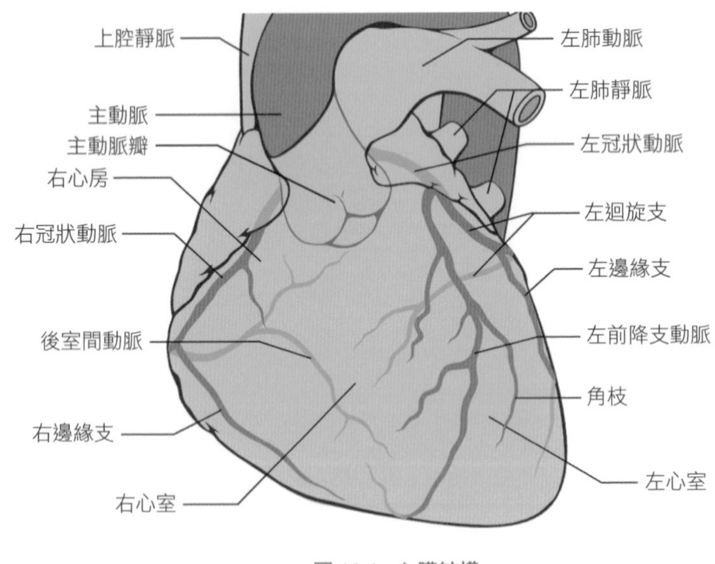

圖 10.1 心臟結構

冠心病

冠心病，又名缺血性心臟病，最主要是由於心臟冠狀動脈因外來因素，例如高血糖、高血脂及抽煙等而出現粥樣硬化（atherosclerosis）並收窄。當身體活動加劇，細胞需要多些血液供應氧氣以應付需求時，心臟便會因而需要增加每分鐘的血液輸出量，自然地心臟所需要的血液亦會增加，以支持增加了的負擔。但是如果冠狀動脈已經因病變而收窄，限制了對心臟的血液供應，在輸送及需求失衡的情況下，便會造成冠心病病徵（圖 10.2）。現在冠心病已經採用一個較廣義的名稱──「急性冠狀動脈症候群」（acute coronary syndrome），它包括了較輕微的心絞痛（angina pectoris）到最嚴重的心肌梗塞（myocardial infarction）（表 10.1）。

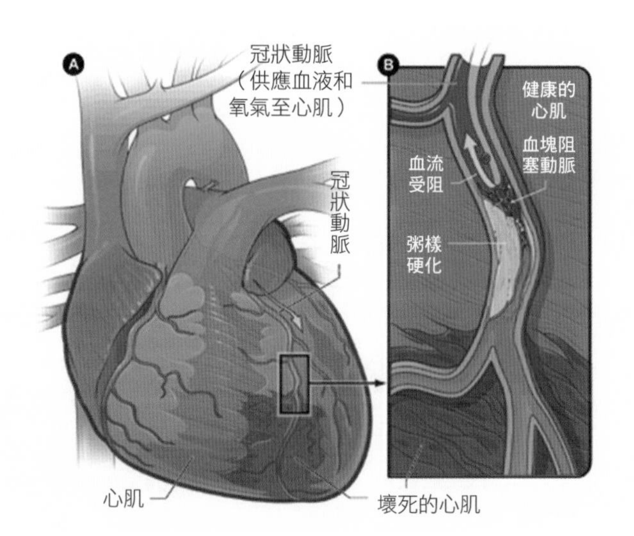

圖 10.2　冠心病的病變

一般由冠心病引起的胸痛（心絞痛），傷病者會感到一陣壓迫的感覺在胸口湧現，這種不適更會蔓延到頸部、牙關，甚至上臂（通常是左面），另外亦可以同時出現心悸、氣促、頭暈、噁心及冒汗的徵狀。

名稱	特徵
心絞痛（angina pectoris）	冠狀動脈收窄不太嚴重，劇烈運動可以引致病徵，但是休息及服用脷底丸後會有改善
不穩定型心絞痛（unstable angina）	冠狀動脈收窄嚴重，心絞痛出現次數較頻密，甚至休息時也可以出現病徵
心肌梗塞（myocardial infarction）	冠狀動脈完全閉塞，心絞痛的病徵持續並加劇，甚至可以惡化成心律不正及心臟停頓等

表 10.1 急性冠狀動脈症候群

冠心病的危險因素

男性及年長人士患有冠心病的機率較其他人高，而且患有糖尿病、高膽固醇或高血壓的人士都較易患有冠心病，吸煙也是患上冠心病的主因。另外現代城市人身形較肥胖及缺乏運動也是令冠心病成為都市殺手的一大原因。

野外活動與心臟病的關係

在野外活動，尤其是運動量需求較大，心臟輸出需求增加的時候，便可能誘發冠心病發作。傷病者會感到胸口不適，猶如一塊石頭壓在身上，不適的感覺可以蔓延至頸及左肩，其他的病徵包括氣促、心悸、冒汗及頭暈等。如果病情只屬於輕微心絞痛，一般只需停止運動及休息片刻，或使用舌下硝酸甘油片（脷底丸）後，徵狀便會消失。硝酸甘油能夠擴張冠狀動脈，提供多一點供應給心臟使用，心

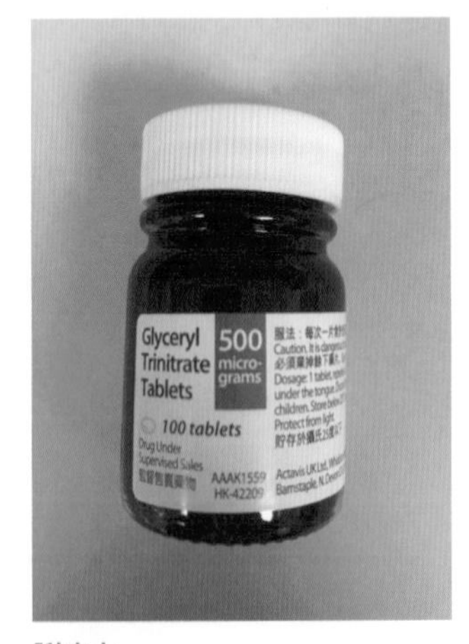

脷底丸

臟獲得足夠的供血，徵狀包括心絞痛便會消失，但是已經被血塊閉塞的冠狀動脈，硝酸甘油便發揮不到功效。但是如果病情沒有改善，甚至加劇，這時病情有可能惡化至心肌梗塞，由於冠狀動脈已經完全被血塊閉塞，胸部不適的情況只會持續不會減退，其他有關的病徵也會更加劇烈。

非冠心病的胸痛可能性

胸痛這個病徵並不一定代表患有冠心病，其他心臟循環系統疾病，甚至是其他系統的問題也可以出現胸痛（表 10.2），所以如果有懷疑，應該請教醫生。

疾病	原理	特徵
氣胸	肺部出現缺損， 令空氣聚積在胸腔	突發性單一方胸痛，並可能出現氣促
肺炎	因細菌或病毒感染 肺部發炎	單一方胸痛，並有發燒、 咳嗽及氣促等徵狀
阻塞性肥 厚心肌症 （HOCM）	一種遺傳基因問題 所引起的心肌病	有相關心肌病的家族病歷史
肺動脈栓塞	肺動脈被血液內的 血塊閉塞	可能同時有小腿深靜脈血栓的徵狀， 例如：小腿會腫脹及疼痛， 表面的靜脈也會脹起
主動脈撕裂	主動脈壁因病變而撕裂	胸部感到撕裂性痛楚， 並會蔓延至背部
胃酸倒流	胃酸倒流並灼傷食道	胸部有灼熱感覺，臥下來會更覺痛楚
帶狀疱疹 （俗稱生蛇）	潛伏身體的水痘病毒 經感覺神經激活	曾有水痘病歷， 胸部單一方出現水泡皮疹
肌肉性痛	因勞損或受傷 引致肌肉發炎	深呼吸或上肢活動會令疼痛增加

表 10.2　胸痛的其他可能性（部分）

野外活動時，感到胸痛應該怎麼辦？

如果在野外地方感到胸痛，傷病者應該停止原有活動，立即在空氣流通的地方休息，施救者應以半坐臥姿勢安置傷病者，並解開所有緊身的衣服及飾物。如果傷病者有冠心病病歷，並有攜帶脷底丸，可以協助他服用，亦要緊密監察傷病者情況，如有惡化，應儘早致電求助。

但是無論徵狀是否嚴重、是否已經復元，是否已經確定原因，在未有足夠的醫療儀器及測試，包括心電圖及血液檢驗等來進行準確的評估，實在不宜繼續原來的行程，即使徵狀看似已經完全消失，但是更嚴重的病徵可能會隨時出現，最好就是改變路線或縮短行程，儘快找醫生檢查。

患有冠心病人士進行野外活動的建議

患有冠心病的人士，也不一定被禁止進行所有野外活動，如果他們已經接受適當的治療，其實也可以跟平常人一樣參與野外活動。因為每個人的病情都不同，最重要就是與主診醫生商量，並進行合適的檢查評估，才參與有關的活動。另外，個別人士亦需要按自己正接受的治療，特別注意自己的情況，例如正服用薄血丸的人士，由於血凝固較慢，參與身體有可能碰撞的活動時要特別小心，因為可能會有增加出血的風險。如果是服用華化林（warfarin）的人士，更要小心在外地飲食，否則可能會影響藥物控制凝血的能力。

氣促及哮喘

身體的呼吸系統由鼻子開始，經過咽喉、氣管（trachea），進入肺部的支氣管（bronchus）、細支氣管（bronchiole），最後到達肺氣泡（alveolus）（圖 10.3）。身體通過橫隔膜及肋間肌的協調收縮，讓胸腔容量增大，令空氣流入肺部。

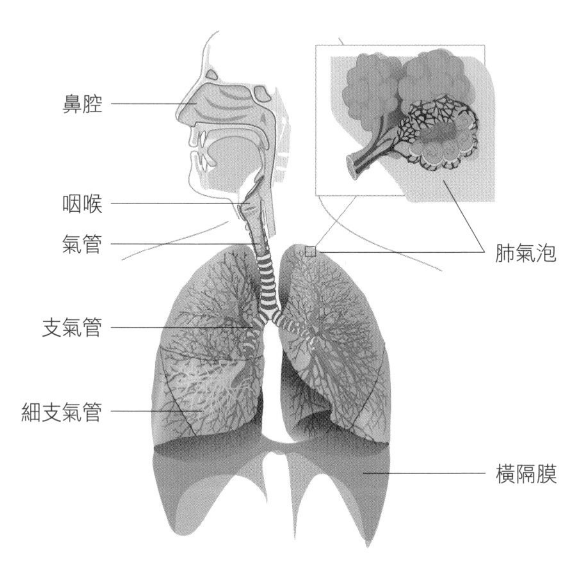

圖 10.3 呼吸系統

在野外進行劇烈運動，或在高原環境活動，感到氣促十分尋常。但有不少的疾病也會令傷病者出現氣促的徵狀，如哮喘，所以掌握有關疾病的知識及處理方法，可以令輕微病情的傷病者減輕症狀，或令嚴重的傷病者在送往醫療中心前接受適當的治療。

哮喘

哮喘是一種由於支氣管收窄，令空氣不能輕易進出肺部，使傷病者感到呼吸困難的疾病。支氣管是一條由軟骨支撐的氣道，內裡有一層平滑肌，最內層有帶纖毛細胞，此外支氣管內佈滿可以分泌黏液素（mucin）的細胞，協助保持氣管清潔。哮喘發病的誘因可以是內在或外在的，內在的一般跟遺傳有關，而外在的則與周圍環境的致敏原有關，例如塵蟎、空氣內的污濁物及花粉等。當哮喘發作時，支氣管內的平滑肌收窄、支氣管發炎並分泌出痰涎，令支氣管收窄（圖10.4）。輕微發作時，傷病者會不停咳嗽，較嚴重時會開始氣促，呼氣時會出現哮喘聲音（wheezing），胸部不適。如果病情繼續惡化，不及時治療，傷病者可能會出現呼吸衰竭，甚至呼吸停止。

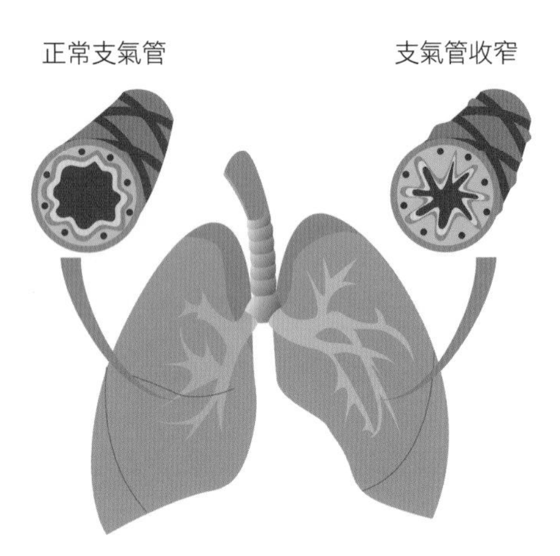

圖 10.4 支氣管結構及哮喘病發作時病變

運動與哮喘

很多人都以為運動會誘發急性哮喘發作，所以患有哮喘病的人士不應該參與任何運動。其實運動本身並不是引致哮喘的危險因素，恆常運動更有助提高心肺功能，所以哮喘病患者並不需要與運動絕緣。其實運動時出現氣促較可能是由於運動誘發性氣喘（exercise-induced bronchoconstriction），這種疾病跟哮喘有點不同，只是患有哮喘的人士較容易同時患有運動誘發性氣喘。

運動誘發性氣喘一般是由於在做運動時呼吸較為急促，吸入的空氣未經鼻及咽喉加暖和加濕便進入氣管，令傷病者吸入大量較乾及較冷的空氣，刺激氣管，令氣管敏感而收窄，使傷病者感到氣促及胸部不適等。預防運動誘發性氣喘可以在運動時穿著足夠衣物保暖，尤其在寒冷季節時進行運動時需要加倍注意。一些氣喘出現較頻密的人士，可以跟醫生商量及進行檢查，決定是否需要使用含類固醇的預防性藥物。

野外處理哮喘發作的方法

如果傷病者在野外哮喘發作，首先應該休息，停止劇烈運動，保持空氣流通，鬆解所有緊身的衣物。如果傷病者有氣管擴張藥物，施救者可以協助傷病者使用。常用治理急性哮喘的藥物可以分為兩大類：Beta- 腎上腺素受體加強劑及抗膽鹼藥物，沙丁胺醇（salbutamol）是最常用的 Beta- 腎上腺素受體加強劑，而異丙托溴銨（ipratropium bromide）則是常用的抗膽鹼藥物。現在市面上更有一些長效能的氣管擴張藥物及吸入性類固醇藥物，但是只供哮喘病人作長期控制之用。如果傷病者用藥後有好轉，可以休息多一會，觀察哮喘會否再復發，情況真的穩定下來，才可以繼續行程，即使可以順利繼續行程，也需要緊密留意身體狀況。如果用藥後沒有好轉，甚至有惡化跡象，應該停止行程，儘快求醫。

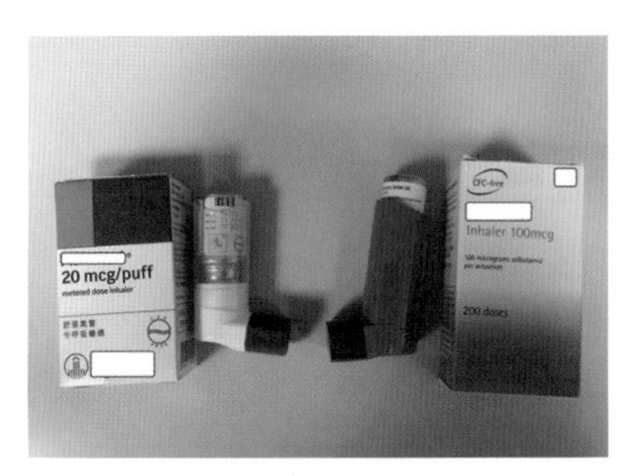

常用的氣管擴張藥噴劑

呼吸過速症候群

呼吸過速症候群（hyperventilation syndrome），又名換氣症，主要是由於呼吸量多於人的需要而造成的，簡單來説就是呼吸太快所造成的問題。當我們正常呼吸時，我們會從吸入的空氣內抽取氧氣，再將身體內的二氧化碳經呼出的空氣排出。當我們呼吸頻率加快或每次呼吸量增加，身體所排出的二氧化碳便會增加，雖然二氧化碳一般都被視為新陳代謝的廢物，但是它是維持身體血液酸鹼度的兩大重要元素，另外一樣是碳酸氫鹽（bicarbonate）。我們的血液酸鹼度（pH）大約為7.35至7.45之間，如果低於7.35便算是酸中毒，大於7.45為鹼中毒，二氧化碳屬於酸性，太多會令血液變得酸性，太少會令血液變得鹼性。如果在野外活動的人士，因為情緒或身體不適等問題，令身體反應性加快呼吸，呼吸頻率加快，導致身體失去過量的二氧化碳，便會出現急性呼吸性鹼中毒（acute respiratory alkalosis），影響血液內的游離鈣（ionized calcium）功能，最後引致呼吸過速症候群的各種徵狀，包括嘴巴及指頭感到麻痺、腕足痙攣（carpopedal spasm），手及腳的小肌肉會痙攣，手指及腳趾不能活動，傷病者會感到痛楚，因而令呼吸繼續加快，造成惡性循環，令病情加劇。

以往醫學界曾經鼓吹使用「回氣袋」處理呼吸過速症候群，即是用紙袋蓋著傷病者口鼻，讓他吸回自己呼出的二氧化碳，解決呼吸性鹼中毒的問題。但是現在已經不再倡議這種急救方法，因為並不是所有的呼吸過速症候群都是由於情緒不穩引起，其他身體系統毛病也會引致呼吸過速症候群，如果太過輕率使用回氣袋，反而可能導致傷病者缺氧。最理想的方法是安慰傷病者，協助他控制自己的呼吸頻率，逐漸減慢呼吸，徵狀便會消失，如果呼吸過速症候群是由其他疾病引起，也應該進行相應的治療。

過敏反應

身體的免疫系統（immune system）猶如軍隊一樣，消滅外來入侵者，包括細菌、病毒甚至寄生蟲等以保護身體。免疫系統內的器官包括骨髓（bone marrow）、淋巴結（lymph node）及脾臟（spleen）等，而負責免疫工作的細胞包括淋巴細胞（lymphocyte）、粒細胞（granulocyte）、肥大細胞（mast cell）及抗原呈遞細胞（antigen-presenting cell）等。淋巴細胞大約佔整體白血球的20%至30%，而粒細胞大約佔整體白血球的40%至60%，可以分為中性粒細胞（neutrophil）、嗜鹼性粒細胞（basophil）及嗜酸性粒細胞（eosinophil）。

免疫細胞會製造不同的免疫因子，當中最重要的是免疫球蛋白（immunoglobulin）或稱抗體（antibody）。免疫球蛋白是一種大型Y形蛋白質，功能是用來分辨入侵的外來物，作用如門鎖及鑰匙一樣，每一種免疫球蛋白只會辨別一種特定的外來物（抗原，antigen）。當免疫球蛋白接觸到抗原，並與之結合，跟著便可以激活免疫系統，消滅入侵的抗原。

過敏反應很多時候都沒有什麼先兆，往往令人在毫無準備的情況下出現，如果在野外活動時發生，整個活動行程都會受到影響。很多人以為過敏反應是由於免疫系統失效才會形成，但是情況恰恰相反，往往是免疫系統過度活躍才會產生過敏反應。

抗體的分類	作用
A	在胃腸道及呼吸道的黏膜上找到，負責防止病菌從此途徑入侵；亦可以在母乳內找到，為新生兒提供免疫力
D	主要與從未接觸抗原的B細胞工作；並可刺激嗜鹼性粒細胞及肥大細胞製造抗菌因子
E	與抗原結合後，會刺激肥大細胞和嗜鹼性粒細胞釋放組織胺，為產生過敏反應的重要因子
G	身體最主要的抗體，亦能長時間在身體血液內找到，並能從母體穿過胎盤進入胎兒；一般擁有該疾病的G抗體都可被視作對該疾病有免疫力，但是亦有例外，如愛滋病
M	當身體被抗原入侵，最快製造出來的抗體；臨床上經常用來斷定是否急性染病

表 10.3　免疫球蛋白（抗體）的種類

什麼是過敏反應？

當免疫系統誤把一些看來無害的物質，如藥物、食物，當作有害物質，並引發一連串的反應，包括經免疫球蛋白E刺激肥大細胞（mast cell）放出大量的化學中介物，如組織胺（histamine）及類胰蛋白酶（tryptase）等，便會產生各種過敏反應。但是有時候即使沒有免疫球蛋白E的參與，也可以發生類似的過敏反應，所以根據最新的世界過敏組織（World Allergy Organization）的指引，過敏反應可以分為免疫性過敏反應（immunologic anaphylaxis）及非免疫性過敏反應（non-immunologic anaphylaxis）。

引起過敏的化學中介物可以對身體不同器官產生不同的反應：

呼吸系統：氣道會因為水腫及氣道周圍肌肉收縮而收窄。如上呼吸道收窄，傷病者聲音變得沙啞，並可能在吸氣時出現喧叫聲、喘鳴聲（stridor）；如下呼吸道收窄，阻塞空氣流出小氣道，會令傷病者呼氣時間延長，甚至出現高頻率雜聲，如哮喘聲（wheezing）。

心臟循環系統：由於化學中介物影響，令身體外圍的血管擴張，血液停留在外圍令主循環的可流動血液減少，造成過敏性休克（anaphylactic shock）。血壓會下降，繼而心臟也會因血液灌注不足而受影響，誘發可能潛在的冠心病，出現心絞痛及心律不正等情況。

皮膚：皮膚可以因組織胺積聚而出現非常痕癢的蕁麻疹（urticaria），皮膚會腫起並轉紅，如果嘗試抓刮皮膚來止癢，只會刺激皮膚，令蕁麻疹蔓延到其他地方；化學中介物也可以令血管的滲透性增加，猶如有很多破孔的水管，令身體受影響的部分，例如圍繞眼皮的皮膚、嘴唇及陰囊等出現水腫，稱為血管性水腫（angioedema），但是跟蕁麻疹不同，血管性水腫是不痕癢的。

消化系統：胃腸道會受化學中介物刺激而加快蠕動，引致肚痛、嘔吐或腹瀉等徵狀。

過敏反應徵狀

過敏反應的徵狀包括：

- 皮膚出現痕癢的紅疹（蕁麻疹或稱風疹）；
- 嘴唇及眼皮出現水腫；
- 肚痛；
- 噁心和嘔吐。

嚴重過敏可以引致呼吸阻塞或過敏性休克，甚至引致性命危險，其徵狀可以包括：

- 呼吸困難及出現雜音；
- 脈搏快但強；
- 頭暈；
- 意識下降。

過敏反應和野外活動的關係

過敏反應可以於任何時間，任何地方在身體上出現，只要傷病者接觸到致敏原，不論是通過食用、吸入或是觸摸，都可以誘發過敏反應。過敏反應的嚴重性也不一定和接觸致敏原的分量有直接關係。在野外有機會引起過敏反應的致敏原包括花粉、被昆蟲咬傷或螫傷、植物的分泌物或動物皮毛等，但是亦可能找不到確實的致敏原。

在野外出現過敏反應該如何處理？

首先要安慰傷病者，在空氣流通的地方將他置於半坐臥位置，鬆解緊身的衣服及飾物，令呼吸暢通。如果傷病者出現休克情況，應該平臥傷病者，緊密監察傷病者的清醒程度。如果施救者不能肯定傷病者的過敏嚴重性，不要讓傷病者飲食，一般輕微的過敏反應，只要不再接觸致敏原，徵狀會慢慢消退。抗組織胺藥物（anti-histamine）亦有助減輕病情。遇上傷病者出現嚴重過敏，同時他擁有醫生處方的腎上腺素自動注射器（automatic epinephrine injector），施救者可以協助傷病者使用。除非過敏反應的徵狀輕微，否則應該改變行程，儘早求醫。

自動腎上腺素注射器

自動腎上腺素注射器，俗稱過敏急救筆，分為成人及兒童版，成人版內含0.3毫克腎上腺素而兒童版內含0.15毫克腎上腺素。腎上腺能夠發揮跟引致過敏反應的化學中介物相反的作用（對抗物，antagonist），包括擴張氣管及收縮外圍血管，有效對抗嚴重過敏時，呼吸道收縮和外圍血管擴張引致的過敏性休克。自動腎上腺素注射器用法十分簡單，除去保險蓋後，把注射器壓向大腿外側，內藏的針嘴便會彈出及進行注射，注射器要壓在大腿上10秒才可移開，針嘴會在移開同時收回入注射器內。不過，自動腎上腺素注射器乃醫生處方的藥物，如果錯誤使用可以引致血壓急升及心律不正等併發症。

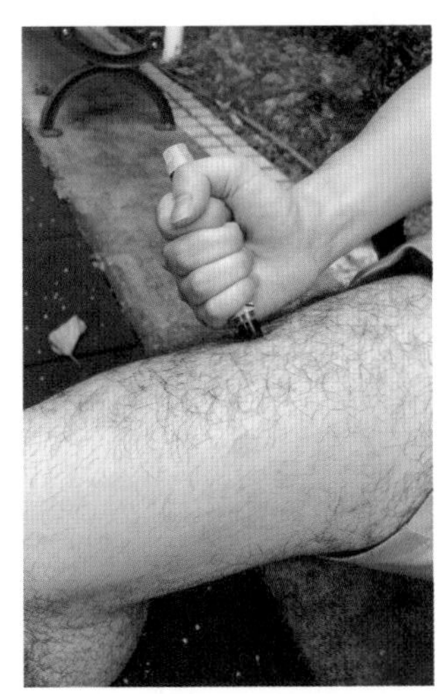

自動腎上腺素注射器的使用方法

參考文獻

第二章 野外生存之道

〈水淨化〉

1. Timmermann, L. F., Ritter, K., Hillebrandt, D., & Kupper, T. (2015). Drinking water treatment with ultraviolet light for travelers – Evaluation of a mobile lightweight system. *Travel Medicine and Infectious Disease, 13*(6), 466–474.

第三章 野外急救

〈救心機〉

1. Larsen, M. P., Eisenberg, M. S., Cummins, R. O., & Hallstrom, A. P. (1993). Predicting survival from out-of-hospital cardiac arrest: A graphic model. *Annals of Emergency Medicine, 22*(11), 1652–1658.

第四章 環境的極限

〈高山症〉

1. Luks, A. M., Mcintosh, S. E., Grissom, C. K., Auerbach, P. S., Rodway, G. W., Schoene, R. B., et al. (2010). Wilderness Medical Society consensus guidelines for the prevention and treatment of acute altitude illness. *Wilderness & Environmental Medicine, 21*(2), 146–155.
2. Luks, A. M., Mcintosh, S. E., Grissom, C. K., Auerbach, P. S., Rodway, G. W., Schoene, R. B., et al. (2014). Wilderness Medical Society practice guidelines for the prevention and treatment of acute altitude illness: 2014 update. *Wilderness & Environmental Medicine, 25*(4), S4–S14.
3. Roach, R. C., Hackett, P. H., Oelz, O., Bartsch, P., Luks, A. M., MacInnis, M. J., et al. (2018). The 2018 Lake Louise acute mountain sickness score. *High Altitude Medicine & Biology, 19*(1), 4–6.

〈熱病（中暑）〉

1. Casa, D. J., & Csillan, D. (2009). Preseason heat-acclimatization guidelines for secondary school athletics. *Journal of Athletic Training, 44*(3), 332–333.

第五章 特殊環境

〈洞穴〉

1. Igreja, R. P. (2011). Infectious diseases associated with caves. *Wilderness & Environmental Medicine, 22*(2), 115–121.

〈雪地〉

1. Procter, E., Strapazzon, G., Dal Capello, T., Zweifel, B., Wurtele, A., Renner, A., et al. (2016). Burial duration, depth and air pocket explain avalanche survival patterns in Austria and Switzerland. *Resuscitation, 105*, 173–176.

第六章 天氣環境的變化

〈遇溺〉

1. Papa, L., Hoelle, R., & Idris, A. (2005). Systematic review of definitions for drowning incidents. *Resuscitation, 65*, 255.
2. Salomez, F., & Vincent, J. L. (2004). Drowning: A review of epidemiology, pathophysiology, treatment and prevention. *Resuscitation, 63*, 261.
3. 香港特別行政區衞生署衞生防護中心非傳染病部（2019）。《香港遇溺個案報告》。

〈雷擊〉

1. Kumar, A., Srinivas, V., & Sahu, B. P. (2012). Keraunoparalysis: What a neurosurgeon should know about it? *Journal of craniovertebral junction and spine, 3*(1), 3–6.
2. Toquica, J. E., & Gomez, H. F. (2016). Ocular injuries caused by lightning strikes: Review of the literatures and presentation of two clinical cases. *Vision Pan-America, 15*(3), 84–86.

第七章 與動植物有關的受傷

〈海洋動物咬傷及螫傷〉

1. Freeman, D. W. (2010). Lion's mane jellyfish attack: What should you do? *CBS News*. Retrieved from https://www.cbsnews.com/news/lions-mane-jellyfish-attack-what-should-you-do/

〈有毒植物和菌類〉

1. 醫院管理局毒理參考化驗室（2016）。《香港有毒植物圖鑑：臨床毒理學透視第一版》。

第八章 野外創傷

〈野外常見創傷與出血〉

1. Quinn, R. H., Wedmore, I., Johnson, E., Islas, A., Anglim, A., Zafren, K., et al. (2014). Wilderness Medical Society practice guidelines for basic wound management in the austere environment. *Wilderness & Environmental Medicine, 25*(3), 295–310.

第九章 野外傳染病

〈野外發生的腸胃炎〉

1. Riddle, M. S., Connor, B. A., Beeching, N. J., DuPont, H. L., Hamer, D. H., Kozarsky, P., et al. (2017). Guidelines for the prevention and treatment of travelers' diarrhea: A graded expert panel report. *Journal of Travel Medicine, 24*(supp 1), S57.

圖片來源

第一章 什麼是野外醫學？

〈香港野外醫學的發展〉

P.20（飛行醫生和飛行護士）：Granted permission from HKGFS

第二章 野外生存之道

〈救助要點〉

P.36（樹木年輪）："Tree rings" by Arnoldius is licensed under CC-by-sa-2.5 / added text from original

第三章 野外急救

〈心肺復甦法〉

P.44（圖 3.1）："2101 Blood Flow Through the Heart" by OpenStax College is licensed under CC-by-3.0 / translated text into Chinese from original

P.46（圖 3.2）："Tongue blocking airway"by Vassia Atanassova (Spiritia) is released into the public domain /added text from original

P.47（圖 3.3）："CPR Adult Chest Compression Heart" by BruceBlaus is licensed under CC-by-sa-4.0 / removed title

P.48（圖 3.4）："Bouche à bouche 2"by Servier Medical Art is licensed under CC-by-2.0

〈救心機〉

P.50（去顫器標誌）："ILCOR AED sign" by International Liaison Committee on Resuscitation is released into the public domain

第四章 環境的極限

〈潛水病〉

P.69（圖 4.3）：Blausen.com staff (2014). Medical gallery of Blausen Medical 2014. *WikiJournal of Medicine, 1*(2). DOI:10.15347/wjm/2014.010. ISSN 2002-4436. / translated text into chinese from original.

〈低溫症及凍傷〉

P.87（圖 4.6）："Osborn wave" by Jer5150 is licensed under CC-by-sa-3.0 / edited text and coloured from original

P.93（戰壕腳）："Case of trench feet suffered by unidentified soldier Cas de pieds des tranchées (soldat non identifié)" by Library and Archives Canada/PA-149311 / Bibliothèque et Archives Canada/PA-149311

第五章 特殊環境

〈沙漠〉

P.99（沙塵暴）："Sandstorm - panoramio (1)" by Mujaddara is licensed under CC-by-sa-3.0

P.101（海市蜃樓）："Desertmirage" by Brocken Inaglory is released into the public domain

〈熱帶雨林〉

P.102（熱帶雨林）："Tropical rain forest" by Rully Aan Firmansyah is licensed under CC-by-sa-4.0

〈雪地〉

P.110（圖 5.3）："Tree-pit snow shelter" by United States Army is released into the public domain

P.111（自製臨時雪鞋）："Snowshoe2" by Katpatuka is licensed under Free Art License

第七章 與動植物有關的受傷

〈毒蛇咬傷〉

P.135（青竹蛇）："Bamboo Pit Viper Trimeresurus gramineus Dr. Raju Kasambe DSCN3471 17" by Dr. Raju Kasambe is licensed under CC-by-sa-4.0

P.135（翠青蛇）："Green Vine Snake Ahaetulla nasuta Amboli by Dr. Raju Kasambe DSCN5160 (6)" by Dr. Raju Kasambe is licensed under CC-by-sa-4.0

P.135（中華眼鏡蛇）："Chinese Cobra (Naja atra) 眼鏡蛇 7" by Thomas Brown is licensed under CC-by-2.0

P.135（眼鏡王蛇）："12 - The Mystical King Cobra and Coffee Forests" by Michael Allen Smith is licensed under CC-by-sa-2.0

P.135（金腳帶）："Banded krait @ Cat Tien National Park" by Roy Bateman is licensed under CC-by-sa-4.0

P.135（銀腳帶）："Bungarus multicinctus 2" by Briston is licensed under CC-by-sa-3.0

P.135（細白環蛇）："Lycodon subcinctus (juvenile)" by Thai National Parks is licensed under CC-by-sa-4.0

P.136（紅脖游蛇）："Rhabdophis subminiatus-Red-necked keelback" by Rushenb is licensed under CC-by-sa-4.0

P.136（青環海蛇）：" Laticauda colubrina (27567428624)" by Christian Gloor is licensed under CC-by-2.0

〈海洋動物咬傷及螫傷〉

P.139（石頭魚）："Camouflaged caribbean spotted scorpionfish" by Laszlo Ilyes is licensed under CC-by-2.0

P.141（獅鬃水母）："Lion's mane jellyfish in Gullmarn fjord at Sämstad 8 – edited" by W.carter is licensed under CC-by-1.0

P.141（巴布亞硝水母）："Spotted-jellyfish-af" by Adrian is licensed under CC-by-sa-3.0

P.141（海月水母）："Moon Jelly (14962781613)" by Tony Hisgett is licensed under CC-by-2.0

P.141（端鞭水母）："Ice planet and antarctic jellyfish (crop)" by Erwan AMICE is licensed under CC-by-sa-4.0

P.141（箱水母）："Tripedalia-cystophora" by Jan Bielecki, Alexander K. Zaharoff, Nicole Y. Leung, Anders Garm, Todd H. Oakley (edited by Ruthven (talk)) is licensed under CC-by-sa-4.0

P.141（僧帽水母）："Portuguese Man o' War at Palm Beach FL by Volkan Yuksel DSC05878" by Volkan Yuksel is licensed under CC-by-sa-3.0

P.143（藍圈八爪魚）："Greater blue-ringed octopus with eggs (Hapalochlaena lunulata) (16243516631)" by Rickard Zerpe is licensed under CC-by-sa-2.0

P.145（魟魚及其尾刺）："Pelagic stingray fukushima" by Makoto Nakashima is licensed under CC-by-sa-2.0

P.145（刺冠海膽）："Expl0651 - Flickr - NOAA Photo Library" by NURC/UNCW and NOAA/FGBNMS is licensed under CC-by-2.0

P.145（海毛蟲）："Eumida sanguinea" © Hans Hillewaert / CC BY-SA 4.0

P.145（刺冠海膽）："Conus textile 6" by Harry Rose is licensed under CC-by-2.0

〈昆蟲咬傷及螫傷〉

P.147（蜈蚣）："Stone Centipede - Flickr - treegrow (1)" by Katja Schulz is licensed under CC-by-2.0

P.149（黑寡婦蜘蛛）："Black widow spider 9854 lores" by James Gathany is released into the public domain

P.149（隱士蜘蛛）："Brown Recluse" by Rosa Pineda is licensed under CC-by-sa-3.0

P.149（胡蜂）："Vespula germanica Horizontalview Richard Bartz" by Richard Bartz, Munich aka Makro Freak is licensed under CC-by-sa-2.5

P.149（虎頭蜂）："Vespa crabro germana with prey Richard Bartz" by Richard Bartz, Munich aka Makro Freak is licensed under CC-by-sa-2.5

P.149（土蜂）："Scoliidae 03743" by Vengolis is licensed under CC-by-sa-4.0

P.151（蠍子）："Scorpion Photograph By Shantanu Kuveskar" by Shantanu Kuveskar is licensed under CC-by-sa-4.0

P.151（入侵紅火蟻）："Fire ants 01" by Stephen Ausmus is released into the public domain

〈其他動物引致的受傷〉

P.153（獼猴）："Bonnet Macaques Macaca radiata Kanheri SGNP Mumbai by Raju Kasambe DSCF0056 (1) 20" by Dr. Raju Kasambe is licensed under CC-by-sa-4.0

P.153（野豬）："Wildschweinbache mit vier ihrer Frischlinge" by 4028mdk09 is licensed under CC-by-sa-3.0

P.155（黑熊）："American black bear (Ursus americanus) - Jasper National Park 01" by Thomas Fuhrmann is licensed under CC-by-sa-4.0

P.155（棕熊）："Kamchatka Brown Bear near Dvuhyurtochnoe on 2015-07-23" by Robert F. Tobler is licensed under CC-by-sa-4.0

P.155（北極熊）："Polar Bear AdF" by Arturo de Frias Marques is licensed under CC-by-sa-4.0

P.156（鱷魚）："Biscayne American Crocodile NPS1" by Judd Patterson, National Park Service biologist is released into the public domain

P.156（短吻鱷）："Reserve Sigean - Alligator mississippiensis 05" by Tylwyth Eldar is licensed under CC-by-sa-4.0

〈有毒植物和菌類〉

P.159（羊角拗）："Strophanthus divaricatus in Shenzhen China 3" by 乌拉跨氪 is licensed under CC-by-sa-3.0

P.159（斷腸草）：「鉤吻(斷腸草) Gelsemium elegans [香港西貢獅子會自然教育中心 Saikung, Hong Kong]」by 阿橋 HQ is licensed under CC-by-sa-2.0

P.160（洋金花）："Datura metel 0793" by Vengolis is licensed under CC-by-sa-4.0

P.160（牛眼馬錢）："Strychnos nux-vomica in Kinnarsani WS, AP W IMG 6016" by J.M.Garg is licensed under CC-by-sa-4.0

P.160（癲茄）："Solanum capsicoides (18305355604)" by Dick Culber is licensed under CC-by-2.0

P.160（海芋）："Starr 030807-0106 Alocasia macrorrhizos" by Forest & Kim Starr is licensed under CC-by-sa-3.0

P.161（小托柄鵝膏菌）："Amanita farinose" by Cresus22 is licensed under CC-by-sa-3.0

P.161（綠褶菇）："Chlorophyllum molybdites (5737201351)" by David Eickhoff is licensed under CC-by-2.0

P.162（毒藤草）："Poison ivy-20141524-043" by Kbh3rd is licensed under CC-by-sa-3.0

P.162（圖 7.1）："Position Latérale de Sécurité" by Servier Medical Art is licensed under CC-by-2.0

第八章 野外創傷

〈野外常見軟組織受傷〉

P.173（圖 8.3）："914 Shoulder Joint" by OpenStax College is licensed under CC-by-sa-3.0 / translated text into Chinese

P.176（圖 8.5）："3D Medical Animation Depicting Strain-Tendon" by https://www.scientificanimations.com is licensed under CC-by-sa-4.0

P.179（圖 8.6）："RICE medicine" by Injurymap is licensed under CC-by-sa-4.0

〈骨折及關節脫位〉

P.182（鎖骨骨折）：" Clavicle Fracture Left" by Majorkev at English Wikipedia is licensed under CC-by-sa-3.0

P.182（肩關節脫位）："Dislocated shoulder X-ray 05" by Hellerhoff is licensed under CC-by-sa-3.0

P.183（手腕骨折）：" Collesfracture" by Lucien Monfilsis licensed under CC-by-sa-3.0

P.183（指骨關節脫位）："Dislocated Finger XRay" by Mdumont01 is licensed under CC-by-sa-3.0

P.184（髕骨脫位）：" PetellardislocationChildMark" by James Heilman, MD is licensed under CC-by-sa-4.0

P.184（遠端腓骨骨折）：" Fracture of fibula, case 1, L" by Jmarchn is licensed under CC-by-sa-3.0

P.184（蹠骨骨折）："Jonesfracture" by Lucien Monfils is licensed under CC-by-sa-3.0

P.187（圖 8.9）：" Passive-shoulder-traction" by Baedr-9439 is licensed under CC-by-1.0

〈其他創傷或過度運動問題〉

P.189（甲下血腫）："Quetschung oder Prellung DSC03443" by Nightflyer is licensed under CC-by-1.0

P.191（圖 8.13）：" Iliotibial Band Syndrome" by http://www.bodyheal.com.au/blog/iliotibial-band-syndrome-symptoms-causes-treatment is licensed under CC-by-sa-4.0

〈燒傷和燙傷〉

P.199（山火拍）：" Fire-beater" by clemensmarabu is licensed under CC-by-1.0

P.199（隔火區）："Firebreak" by Reino Baptista is licensed under CC-by-sa-4.0

〈休克〉

P.204（圖 8.17）："Pericarditis can progress to pericardial effusion and eventually cardiac tamponade" by www.scientificanimations.com is licensed under CC-by-sa-4.0

第九章 野外傳染病

〈破傷風〉

P.211（圖 9.1）："Sir Charles Bell, Essays on Expression Wellcome L0021919" by Sir Charles Bell is released into the public domain

〈野外發生的腸胃炎〉

P.215（諾如病毒）："Norovirus 4" by Graham Beards at English Wikipedia is licensed under CC-by-3.0

P.215（霍亂弧菌）："Vibrio cholerae" by Dartmouth Electron Microscope Facility is released into the public domain

P.215（梨形鞭毛蟲）："Giardia lamblia cytology" by Jerad M Gardner, MD is licensed under CC-by-sa-3.0

〈狂犬病〉

P.217（狂犬病病毒）："Rabies Virus" by www.scientificanimations.com/ is licensed under CC-by-sa-4.0

〈其他野外傳染病〉

P.221（白紋伊蚊）："CDC-Gathany-Aedes-albopictus-1" by James Gathany, CDC is released into the public domain

P.222（瘧蚊）："Anopheles albimanus mosquito" by James Gathany, CDC is released into the public domain

P.223（圖 9.2）："Malaria map" by Petaholmes is released into the public domain

P.225（寨卡病毒）："Zika-virus-3D" by Manuel Almagro Rivas is licensed under CC-by-sa-4.0

P.227（埃博拉（伊波拉）病毒）："Ebola virus (2)" by CDC Global is licensed under CC-by-2.0

P.227（血吸蟲）："Schistosoma 20041-300" by David Williams, Illinois State University is released into the public domain

第十章 野外內科問題

〈冠心病〉

P.230（圖 10.1）："Coronary arteries" by Patrick J. Lynch and adapted by Mikael Häggström is licensed under CC-by-sa-3.0/ translated text into Chinese from original

P.231（圖 10.2）："Heart attack-NIH" by NIH: National Heart, Lung and Blood Institute is released into the public domain/ translated text into Chinese from original

〈氣促及哮喘〉

P.235（圖 10.3）："Respiratory system complete no labels" by Bibi Saint-Pol, Jmarchn is licensed under CC-by-sa-3.0/ added text from original

其他圖片

上文沒列明出處的圖片由作者及其友人提供（見鳴謝），或購自 123rf（見版權頁）。

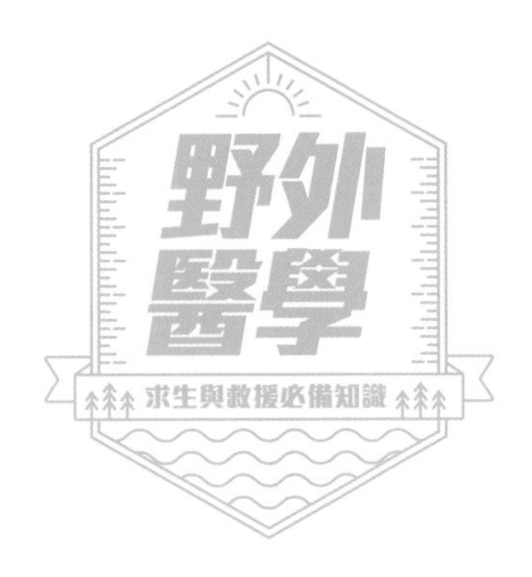

作者	蕭粵中醫生
總編輯	葉海旋
編輯	麥翠珏
書籍設計	TakeEverythingEasy Design Studio
封面相片	www.123rf.com
內文相片	www.123rf.com（P.68, 127, 168, 171, 175, 181, 196, 236）
出版	花千樹出版有限公司
地址	九龍深水埗元州街 290-296 號 1104 室
電郵	info@arcadiapress.com.hk
網址	www.arcadiapress.com.hk
印刷	美雅印刷製本有限公司
初版	2020 年 7 月
ISBN	978-988-8484-60-7

鳴謝（排名不分先後）：
陳志強先生、鄒卓威醫生、鄭菲蓮醫生、何文錦醫生、何婉霞醫生、羅金亮醫生、梁業先生、廖基業先生、馬家君女士、蕭晉傑先生、邵銘津先生、譚傑丰先生

本書內容提及的辨證和處理方法是用於野外缺乏正式醫療資源的緊急情況，僅供參考，不能替代正式醫學意見。讀者如有任何健康問題及疑問應諮詢醫生或其他專業人士，本社及作者不會就本書內容在任何情況下使用時的準確性和適用性承擔任何責任。